1. Vorbereitungsübung / Kontrollübung

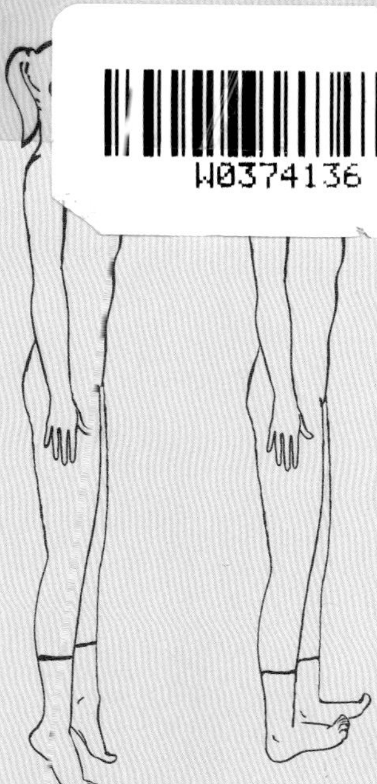

Ich danke meinen Füßen,
dass sie mich ein ganzes Leben tragen.

Zur Autorin:

Anna Elisabeth Röcker, geb. 1953, ist seit 1984 als Yoga-Lehrerin und -Ausbilderin tätig. Seit 1988 leitet sie eine eigene Praxis als Heilpraktikerin und arbeitet seit 1999 zusätzlich als Musiktherapeutin. Ihre Weiterbildung am C.G. Jung Institut in Zürich erfolgte in „Analytischer Psychotherapie". Anna Elisabeth Röcker hat bereits zahlreiche Bücher zum Thema Yoga und Beckenboden veröffentlicht.

Hinweis: Das vorliegende Kartenset ist sorgfältig erarbeitet worden. Dennoch erfolgen alle Angaben ohne Gewähr. Weder Autorin noch Verlag können für eventuelle Nachteile oder Schäden, die aus den im Kartenset gegebenen Hinweisen resultieren, eine Haftung übernehmen.

Redaktionsleitung: Silke Kirsch
Projektleitung: Esther Szolnoki
Textredaktion: Annette Gillich
Umschlaggestaltung und -konzeption: R. M. E. Eschlbeck/Kreuzer/Botzenhardt unter Verwendung einer Illustration von Wolfgang Pfau
Illustrationen: Wolfgang Pfau Illustrationen
Produktion: Ortrud Müller
Satz: Weiss/Zembsch/Partner, Werkstatt/München
Satz für diese Auflage: Nadine Thiel, kreativsatz, Baldham
Druck und Verarbeitung: Anpak Printing Ltd., Hongkong
Printed in China

MIX Papier FSC FSC® C017997

Das für dieses Set verwendete Papier ist FSC®-zertifiziert.

ISBN 978-3-517-08749-8

817 2635 4453 62

Energie-Hocke

- Gehen Sie in die Hockstellung, wobei die Fersen so weit wie möglich zum Boden kommen sollten. Sie können ein zusammengerolltes Handtuch oder Kissen unter die Fersen legen. Der Rücken ist gerade, der Nacken gestreckt.
- Legen Sie die Arme zwischen die Knie und die Handflächen aneinander.
- Atmen Sie mehrere Atemzüge tief und entspannt in Ihr Becken hinein.
- Aktivieren Sie mit dem Einatmen die Beckenbodenmuskulatur, indem Sie die Sitzknochen zueinander ziehen und das Steißbein nach unten und etwas nach vorne schieben. Mit dem Ausatmen entspannen Sie die Beckenbodenmuskulatur. Mehrmals wiederholen.
- Dann verschränken Sie die Arme und drücken mit der Anspannung des Beckenbodens beide Knie kräftig gegen die Arme. Mit der Ausatmung lassen Sie los. Ebenfalls mehrmals wiederholen.

Entspannung: Legen Sie sich auf den Rücken, stellen Sie die Beine auf und lassen Sie mit dem Ausatmen die Beine locker und gegrätscht weggleiten.

6. Übung im Stehen und Knien

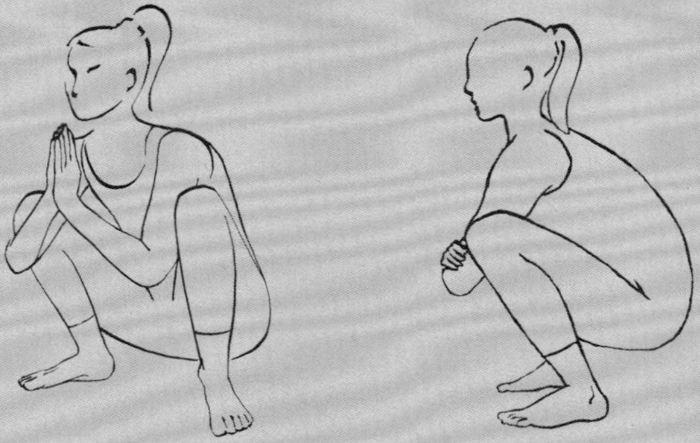

Mein Beckenboden ist kraftvoll und verlässlich.

Krokodil

- Legen Sie sich mit gestreckten Beinen auf den Rücken und breiten Sie die Arme aus, die Handflächen zeigen nach oben.
- Winkeln Sie das rechte Bein an und stellen Sie den Fuß aufs linke Knie.
- Bringen Sie mit dem Ausatmen das Knie und Hüfte nach links und drehen Sie dabei den Kopf nach rechts.
- Beugen Sie sich zur rechten Seite. Die Schultern bleiben am Boden.
- Aktivieren Sie die rechte Seite der Beckenbodenmuskulatur und schieben Sie den rechten Sitzhöcker sowie das Steißbein nach unten.
- Intensivieren Sie die Übung, indem Sie mit der linken Hand das Knie noch etwas weiter nach unten drücken, die rechte Schulter bleibt dabei am Boden.
- Halten Sie die Spannung mehrere Atemzüge lang und kommen Sie dann ausatmend zur Mitte zurück.
- Spüren Sie kurz nach, bevor Sie zur anderen Seite wechseln.

Entspannung: Winkeln Sie die Knie an und lassen die Beine mehrmals hintereinander mit einem hörbaren tiefen Ausatmen nach vorne weggleiten.

1. Yoga Asana

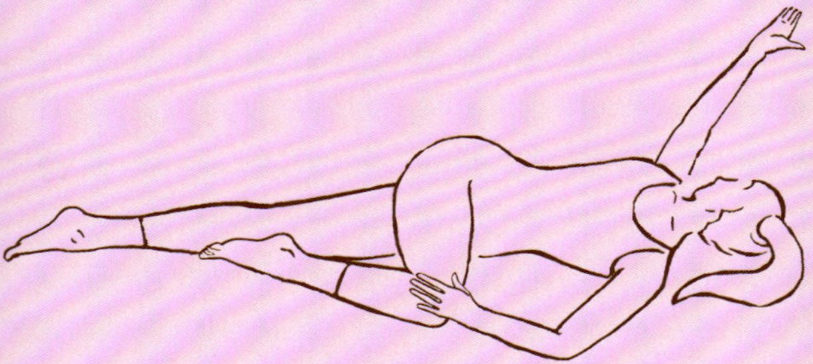

Eine starke Wirbelsäule
unterstützt meine innere Stärke.

Schwangerschaft und Geburt

Visualisierung

Lesen Sie die Anleitung zur Visualisierung auf den entsprechenden Karten, bevor Sie mit der nachfolgenden Übung beginnen:

Stellen Sie sich Ihren Scheidenausgang wie eine geöffnete Blume vor, durch die Ihr Kind den Weg in die Welt gefunden hat. Jetzt ist es Zeit, die geöffnete Blüte wieder ganz sanft zu verschließen. Verbinden Sie diese schließende und etwas zusammenziehende Bewegung mit dem Ausatmen. Wiederholen Sie dies mehrmals, bis Sie ein gutes Gefühl dafür entwickelt haben.

Bewährt hat sich auch die Arbeit mit Farben und Licht. Finden Sie heraus, welche Farbe Sie im Bereich Ihres Beckenbodens als besonders wohltuend empfinden:

Blau, grün oder violett sind eher kühlende und beruhigende Farben. Rot, gelb oder orange sind wärmende und belebende Farben.

Übungen zum Kräftigen der Muskulatur

Diese Beckenbodenaktivierung kann sehr gut mit Übungen kombiniert werden, die Bauch- und Rückenmuskeln stärken:

- 2., 7. + 3. Vorbereitungsübung/Kontrollübung
- 8. Übung im Stehen und Knien
- 2. Übung im Liegen

Nach der Geburt

Nicht nur die Beckenbodenmuskeln werden während der Geburt stark beansprucht, der ganze Organismus hat eine Höchstleistung vollbracht und braucht jetzt vor allem Ruhe und Zuwendung. In den ersten Wochen sollten Sie keine ausgesprochen aktivierenden Beckenbodenübungen machen, sondern vor allem mit innerer Vorstellung und Ihren inneren Heilkräften arbeiten.

Wenden Sie den Muskeln besondere Aufmerksamkeit zu, benutzen Sie Öl und Badezusätze aus natürlichen Bestandteilen und gönnen Sie sich zwischen all Ihren Pflichten Zeit für Entspannungsübungen.

Auf der Rückseite der Karte finden Sie eine Visualisierungsübung, die als Anregung für eigene innere Bilder dienen kann.

Wenn sich der Organismus erholt hat, sollten Sie sich täglich möglichst 15 bis 30 Minuten Zeit nehmen, um Bauch- und Beckenbodenmuskulatur wieder zu trainieren. Ein entsprechendes Übungsprogramm finden Sie auf der Rückseite der Karte.

Schwangerschaft und Geburt

Übungsprogramm

Nehmen Sie sich täglich etwa 15 Minuten Zeit für die Pflege Ihres Beckenbodens. Wählen Sie dazu aus den vorgeschlagenen Übungen jeweils drei aus, die Sie mehrmals wiederholen. Achten Sie besonders darauf, die Muskeln auch wieder gründlich zu entspannen.

In den ersten drei Monaten der Schwangerschaft

In dieser Zeit sollten Sie die Übungen, die den Beckenboden aktivieren, nur sehr sanft ausführen – im Fall einer problematischen Schwangerschaft nur nach Rücksprache mit Ihrem Arzt.

- 5. + 7. Übung im Stehen
- 4. Vorbereitungsübung/Kontrollübung
- 2. Yoga Asana

Vom vierten Monat bis zur Geburt

- 6. Übung im Stehen und Knien
- 4. Übung im Liegen
- 2. + 3. Übung im Sitzen

Während der gesamten Schwangerschaft

Zweimal täglich Beine und Becken entlasten: In Rückenlage legen Sie die Beine schräg nach oben an die Wand und aktivieren sehr sanft mehrmals mit dem Einatmen die Beckenbodenmuskulatur, mit dem Ausatmen entspannen.

Schwangerschaft und Geburt

Schwangerschaft

Beckenbodenbewusstsein ist während der Schwangerschaft von besonderer Bedeutung. Vor allem in den letzten Monaten vor der Geburt werden die Beckenbodenmuskeln durch das Gewicht des ungeborenen Kindes sehr gefordert. Ist diese Muskulatur ungenügend entwickelt, kann es in dieser Zeit zu verstärkten Beschwerden kommen. Ist die Muskulatur zu stark entwickelt oder sehr verspannt, kann es zu Problemen bei der Entbindung kommen, weil dabei die Beckenbodenmuskulatur entspannt, weich und dehnfähig sein muss.

Während der Schwangerschaft sind folgende Punkte besonders wichtig:

- Die richtige Haltung beim Sitzen, Gehen und Tragen
- Hohe Schuhe vermeiden, da das Becken dadurch nach vorne gekippt und damit das Hohlkreuz unterstützt wird
- Eine gute Muskelspannung der Bauch- und Beckenbodenmuskulatur
- Regelmäßige Entspannungsübungen, um die Muskulatur auf die Geburt vorzubereiten

8. Übung im Liegen

Seitliche Beindehnung

- Legen Sie sich mit ausgestreckten Beinen auf die rechte Seite. Der Kopf liegt auf dem gestreckten rechten Arm, mit der linken Hand stützen Sie sich vor dem Körper ab.
- Winkeln Sie das rechte untere Bein an.
- Aktivieren Sie die linke Seite der Beckenbodenmuskulatur und ziehen Sie Sitzhöcker, Steißbein und Schambein in Richtung Ferse.
- Heben Sie das obere linke Bein ein wenig und strecken Sie es so weit wie möglich Richtung Wand.
- Geben Sie einen Impuls in die Ferse Richtung Wand und halten Sie diese Spannung einige Atemzüge lang.
- Mit dem Ausatmen entspannen und mehrmals wiederholen.
- Vergleichen Sie kurz die beiden Seiten, bevor Sie sich auf die andere Seite legen und die Übung wiederholen.

Entspannung: Die Beine kräftig zur Decke ausschütteln und ablegen.

8. Übung im Liegen

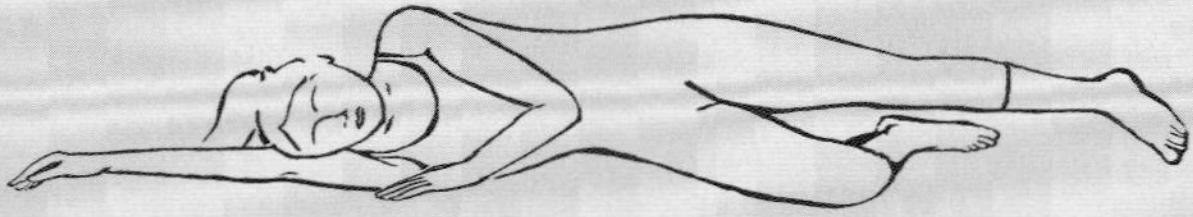

Ich erweitere meine Grenzen.

Visualisierungen zur Unterstützung der Beckenbodenübungen

Innere Bilder

Wenn Sie Ihre Visualisierung mit Beckenbodenübungen verbinden, können Sie sich die folgenden inneren Bilder vorstellen.

- Stellen Sie sich die Schichten Ihres Beckenbodens vor wie ein Trampolin, auf dem Ihre inneren Organe bei jedem Schritt oder bei jeder körperlichen Aktivität weich abgefedert sind.
- Befestigt ist dieser schwingende Boden in Ihrer Vorstellung links und rechts an den beiden Sitzhöckern; sein vorderes Ende ist am Schambein, das hintere am Steißbein aufgehängt.
- Stellen Sie sich vor, wie straff Ihr Beckenboden sich anfühlt. Nehmen Sie sich dann ein paar Atemzüge Zeit, Ihren Beckenboden weich und entspannt zu visualisieren.
- Sie können die inneren Bilder mit einer Affirmation verbinden wie: „Ich liebe meinen Körper, er trägt mich verlässlich durch dieses Leben“ oder eine eigene Formulierung finden.

Visualisierungen zur Unterstützung der Beckenbodenübungen

Visualisierung gegen Beckenbodenschwäche

Bei Beschwerden aufgrund einer Beckenbodenschwäche sollten Sie die Visualisierungsübungen täglich durchführen und mit den Übungen verbinden. Gehen Sie wie folgt vor:

- Lesen Sie die Übungsbeschreibung, nachdem Sie die Abbildung genau betrachtet haben, und werfen Sie noch einmal einen Blick auf das Bild.
- Schließen Sie die Augen und stellen Sie sich die Übung so genau wie möglich vor. Wird z.B. von der Aktivierung der rechten Beckenbodenseite gesprochen, stellen Sie sich vor, wie sich der rechte Sitzknochen zur Mitte hin bewegt und wieder entspannt.
- Dabei können Sie eigene Vorstellungsbilder zu Hilfe nehmen, z.B. ein Tuch, das zur Mitte hin gezogen wird.
- Neben der positiven Verstärkung der Übung durch das innere Bild, hilft Ihnen diese Vorgehensweise, die Übungen fest in Ihr Bewusstsein „einzuprogrammieren“. Sie werden die Beckenbodenübungen nicht mehr verlernen – ähnlich wie Sie das Radfahren nicht mehr verlernen, wenn Sie es einmal können.

5. Übung im Liegen

Hüft-Becken-Stabilisierung

- Legen Sie sich auf den Rücken und winkeln Sie die Beine parallel zum Boden an.
- Legen Sie die Handflächen an die Außenseite der Knie. Aktivieren Sie mit dem Einatmen Ihren Beckenboden. Die Sitzhöcker kommen dabei näher zusammen, Schambein und Steißbein sind bauchwärts gekippt.
- Drücken Sie mit den Handflächen die Knie nach innen, während die Knie gegen die Hände nach außen drücken. Halten Sie diese Spannung etwa 5 Atemzüge lang mit aktiviertem Beckenboden. Stellen Sie die Beine kurz ab und entspannen Sie den Beckenboden.
- Dann nehmen Sie die gleiche Ausgangsstellung ein und legen die Hände vorne auf die Oberschenkel. Einatmend den Beckenboden aktivieren und mit Gegendruck die Oberschenkel vom Körper wegdrücken. Halten Sie diese Stellung ebenfalls 5 Atemzüge lang und entspannen Sie Ihre Beine.
- Nehmen Sie ein drittes Mal die Ausgangsstellung ein und legen die Hände an die Innenseiten der Knie. Drücken Sie 5 Atemzüge lang mit aktiviertem Beckenboden die Beine gegen den Druck der Knie nach außen.

Entspannung: Bein mehrmals entspannt nach vorne gleiten lassen.

5. Übung im Liegen

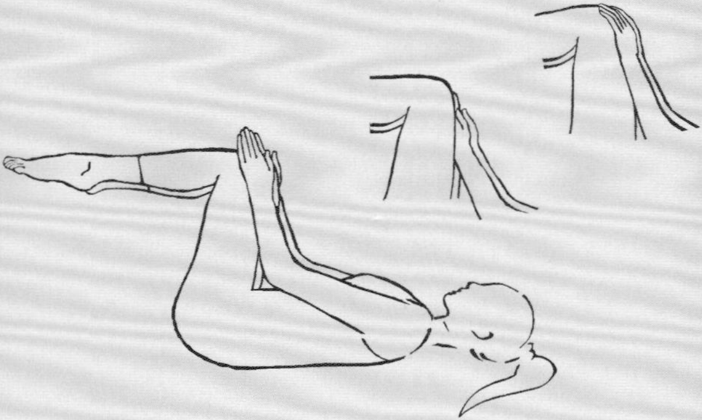

Eine stabile Basis
stärkt mein Vertrauen ins Leben.

Katze

- Begeben Sie sich in den Vierfüßlerstand. Hände und Knie sind schulter- bzw. hüftbreit auseinander.
- Atmen Sie ein und aktivieren Sie dabei Ihren Beckenboden: Sitzknochen zueinander ziehen, unteren Rücken lang werden lassen.
- Wölben Sie jetzt den Rücken nach oben. Lassen Sie den Hals dabei ganz lang werden, dehnen Sie den Nacken, der Scheitel strebt nach vorne und etwas nach unten.
- Stellen Sie sich Ihren Körper als Bogen vor, der etwa einen Meter vor Ihrem Scheitel beginnt und einen Meter hinter Ihrem Steißbein endet.
- Halten Sie die Spannung einen Moment und kommen Sie ausatmend wieder in ein leichtes Hohlkreuz zurück.
- Wiederholen Sie diese Übung mehrmals.

Entspannung: Auf den Bauch legen, Arme und Beine zur Decke strecken und locker ausschütteln.

5. Übung im Stehen und Knien

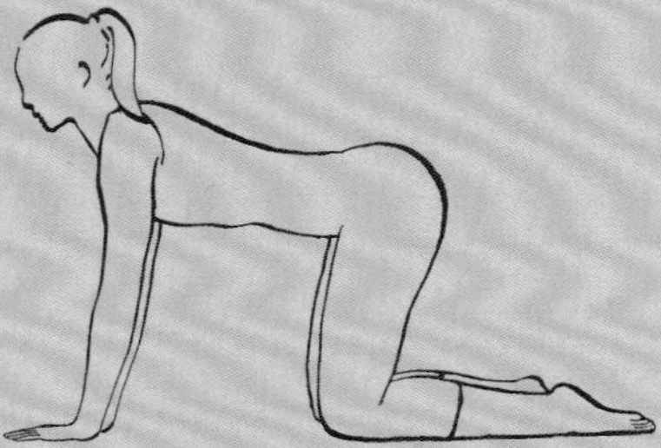

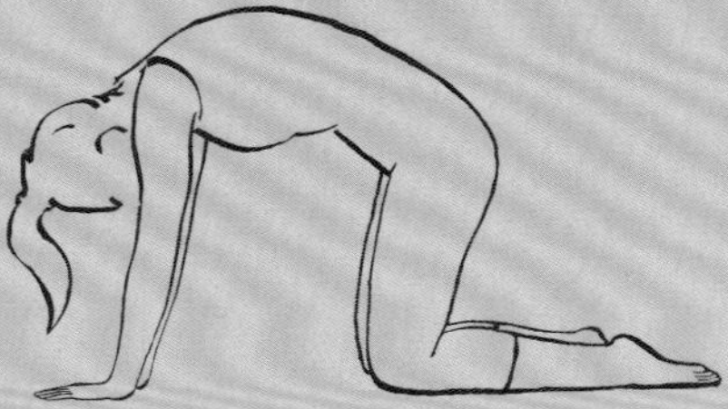

Ich bin beweglich im Körper und im Geist.

Heldenstellung

- Stellen Sie sich aufrecht mit geradem Rücken hin, der Blick ist nach vorne gerichtet, die Fersen sind im Boden verwurzelt.
- Kommen Sie mit dem rechten Bein nach vorn, das linke stellen Sie eine große Schrittlänge zurück. Die Füße stehen parallel zum Körper.
- Beugen Sie das rechte Bein, das linke bleibt gestreckt.
- Strecken Sie beide Arme nach vorne, der Oberkörper bleibt dabei aufgerichtet, der Blick geht nach vorn zur rechten Hand.
- Ziehen Sie den linken Arm auf Schulterhöhe zurück, so als würden Sie einen Bogen spannen.
- Aktivieren Sie mit dem Einatmen die Beckenbodenmuskeln, drücken Sie die Fersen fest in den Boden und halten Sie die Spannung über mehrere Atemzüge, bevor Sie mit dem Ausatmen die Muskulatur entspannen und die Seiten wechseln.

Entspannung: Gehen Sie in die Hocke und lassen Sie Oberkörper und Kopf locker nach unten hängen.

3. Übung im Stehen und Knien

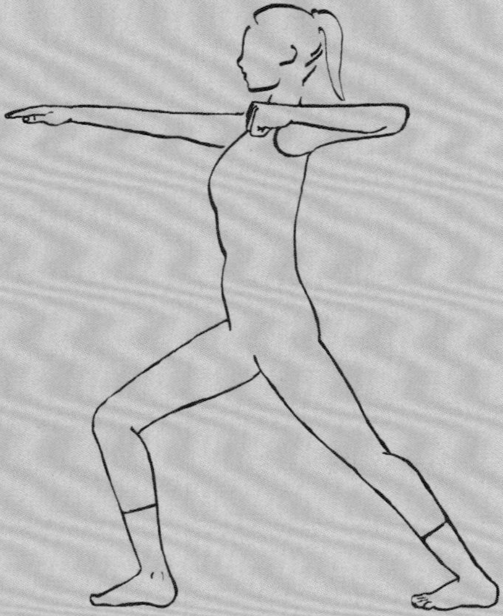

Meine Widerstandskraft wächst von Moment zu Moment.

Kobra

- Legen Sie sich auf den Bauch, die Stirn liegt auf dem Boden. Die Beine sind gestreckt, die Füße liegen mit dem Fußrücken auf. Die Hände liegen neben dem Kopf.
- Drücken Sie das Schambein auf den Boden, spannen Sie die Beinmuskulatur an und aktivieren Sie die Beckenmuskeln.
- Heben Sie mit dem Einatmen den Oberkörper mit aktiviertem Beckenboden an. Halten Sie auch die Spannung in der Beinmuskulatur.
- Strecken Sie die Arme so weit, dass das Becken noch am Boden bleibt.
- Halten Sie diese Stellung mehrere Atemzüge lang und kommen Sie dann mit dem Ausatmen nach unten. Entspannen Sie Beckenboden- und Beinmuskeln.
- Bevor Sie die Übung noch einmal wiederholen, visualisieren Sie den Ablauf einschließlich Beckenbodenaktivierung.

Entspannung: Legen Sie den Kopf auf die Arme, winkeln Sie ein Bein seitlich etwas an und entspannen Sie die Beckenbodenmuskeln.

7. Yoga Asana

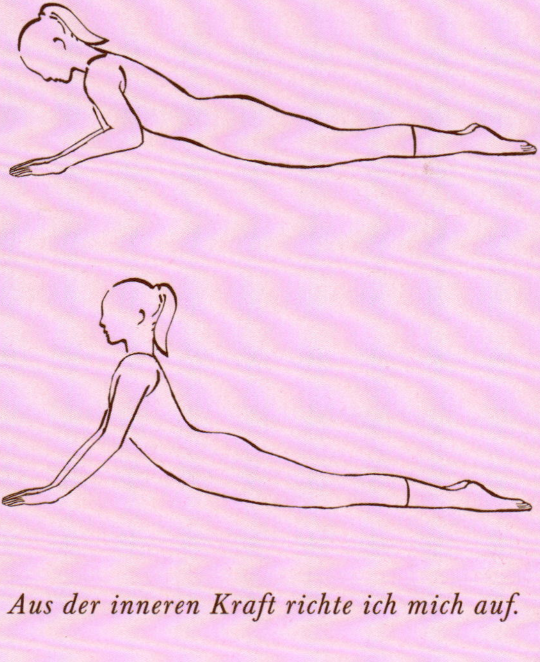

Aus der inneren Kraft richte ich mich auf.

Rückenstrecker

- Beugen Sie Ihren Oberkörper nach vorne, bis er waagrecht ist und umfassen Sie ein Fensterbrett oder eine Tischkante. Die Arme bleiben dabei gestreckt, die Beine sind ebenfalls gestreckt, die Knie locker. Ziehen Sie die Schultern weg von den Ohren und lassen Sie den Rücken ganz lang werden.
- Aktivieren Sie mit dem Einatmen die rechte Beckenbodenseite, drücken Sie die rechte Ferse in den Boden und schieben Sie den rechten Sitzknochen und die rechte Hüfte weit nach hinten.
- Beim Ausatmen wieder locker lassen.
- Mit dem nächsten Einatmen die linke Seite aktivieren, linke Ferse in den Boden drücken, linken Sitzknochen und Hüfte nach hinten schieben.
- Wiederholen Sie die Übung mehrmals zu jeder Seite im Wechsel rechts und links.

Entspannung: Entspannen Sie die Beckenbodenmuskulatur, indem Sie in die Hocke gehen und Oberkörper und Kopf locker nach unten sinken lassen.

4. Übung im Stehen und Knien

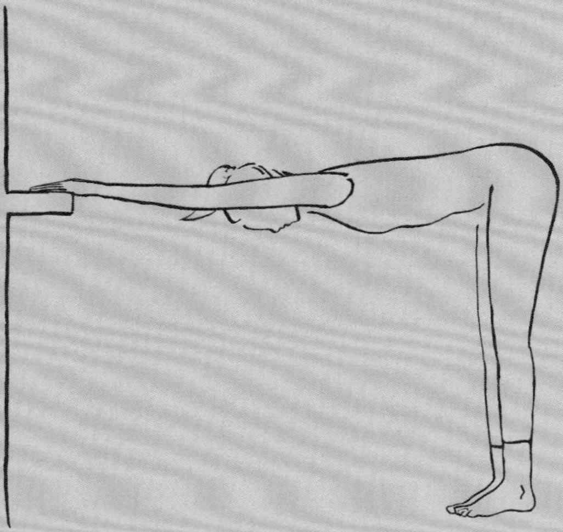

Ein starker Beckenboden
stärkt mein Selbstbewusstsein.

Heuschrecke

- Legen Sie sich auf den Bauch, das Kinn liegt auf dem Boden. Um die Wirbelsäule zu entlasten, können Sie ein kleines Kissen oder eine zusammengefaltete Decke unter den Bauch legen.
- Legen Sie die Hände unter die Oberschenkel, Handflächen nach oben.
- Mit dem Einatmen aktivieren Sie die rechte Seite der Beckenbodenmuskulatur und heben das rechte ausgestreckte Bein nach oben. Mit dem Ausatmen senken Sie das Bein.
- Beim nächsten Einatmen heben Sie das linke Bein und legen es beim Ausatmen wieder ab.
- Nun mit dem Einatmen Beckenboden- und Oberschenkelmuskulatur anspannen und beide Beine heben.
- Halten Sie die Spannung einige Atemzüge lang, dann legen Sie die Beine ab.

Entspannung: Ziehen Sie ein Bein seitlich an und legen Sie die Stirn auf die Hände.

3. Yoga Asana

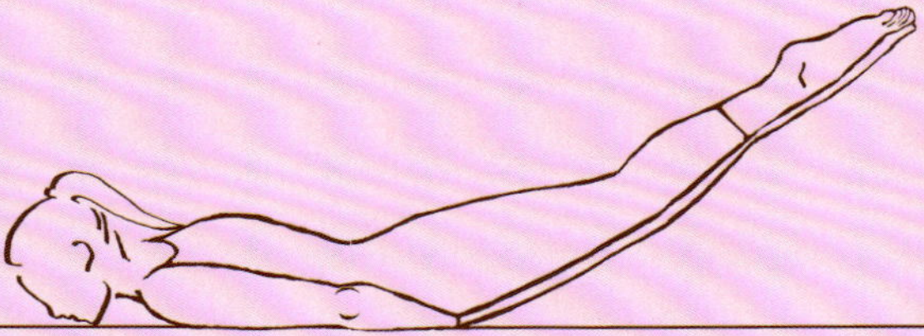

Ein starker Beckenboden
stärkt mein Selbstvertrauen.

Beckenboden-Bewusstsein im Alltag

Neben dem täglichen Beckenbodentraining von 10 bis 15 Minuten können Sie in Ihren Alltag ganz einfach einige Beckenbodenübungen einbauen.

Übungen im Sitzen

- Setzen Sie sich öfters am Tag aufrecht auf einen nicht zu weich gepolsterten Stuhl.
- Verlagern Sie – wo immer Sie sitzen – das Gewicht einige Male auf Ihre beiden Sitzhöcker, richten Sie den Rücken gerade auf und blicken Sie nach vorne.
- Drücken Sie die Fersen fest in den Boden, bereits dadurch aktivieren Sie Ihre Beckenbodenmuskeln.
- Platzieren Sie auf Ihrem Autositz – vor allem bei längeren Autofahrten – für eine Weile einen weichen Gummiball (in der Größe eines Tennisballs) so, dass er zwischen Ihren Sitzhöckern liegt.
- Aktivieren Sie – zum Beispiel an der Ampel oder im Stau – Ihre Sitzhöcker und ziehen Sie diese zur Mitte zum Ball hin.
- Sie werden feststellen, dass Sie dadurch nicht nur mehr Energie im Becken spüren, sondern auch insgesamt wacher werden.

Beckenboden-Bewusstsein im Alltag

Übungen im Stehen und Gehen

- Werfen Sie ab und zu einen Blick auf Ihre Füße, um zu überprüfen, ob sie parallel stehen: Die Zehen sollten weder nach innen noch nach außen zeigen.
- Optimal stehen Sie dann, wenn sich das Gewicht des Körpers hauptsächlich auf drei Punkte verteilt: Großzehenballen, Kleinzehenballen und Ferse.
- Um den guten Stand zu unterstützen, können Sie für ein paar Minuten kleine Kiesel- oder Glassteine unter diese drei Punkte legen und dabei die Beckenbodenmuskulatur aktivieren und entspannen.

Übungen beim Treppensteigen, Tragen, Schieben oder Ziehen

- Bei all diesen Tätigkeiten ist der Einsatz der Beckenbodenmuskulatur besonders wichtig. Achten Sie vor allem beim Treppensteigen mit schweren Taschen darauf, dass Sie zwischendurch Ihren Beckenboden aktivieren, bevor Sie die nächste Stufe erklimmen.
- Ähnliches gilt für Schieben oder Ziehen von schwereren Gegenständen.
- Nehmen Sie sich bewusst einen Moment Zeit, atmen Sie ein und aktivieren Sie den Beckenboden, bevor Sie an die Arbeit gehen.

Kontrollübung

Beckenboden-Aktivierung

- Stellen Sie sich aufrecht hin, die Füße sind parallel und hüftbreit auseinander. Der Rücken ist gestreckt, der Blick nach vorne gerichtet.
- Legen Sie die Finger der linken Hand an das obere Ende des Schambeins, die Finger der rechten Hand an das Steißbein.
- Spannen Sie kurz die untere Beckenbodenmuskulatur an und entspannen Sie die Muskulatur wieder (so als ob Sie beim Wasserlassen den Harnstrahl kurz unterbrechen würden).
- Wiederholen Sie diese Bewegung mehrmals und spüren Sie dabei die Bewegung im Schambein- und Steißbeinbereich.
- Legen Sie nun Ihre beiden Handflächen seitlich an die Oberschenkel etwas unterhalb der Hüftgelenke und ziehen Sie die beiden Sitzhöcker kräftig zueinander.
- Ziehen Sie dabei ebenfalls das Steißbein in Richtung Boden und etwas nach vorne.
- Entspannen Sie die Muskulatur wieder und wiederholen Sie die Übung mehrmals.

Entspannung: Legen Sie sich auf den Rücken und atmen Sie tief in den unteren Bauchraum.

7. Vorbereitungsübung / Kontrollübung

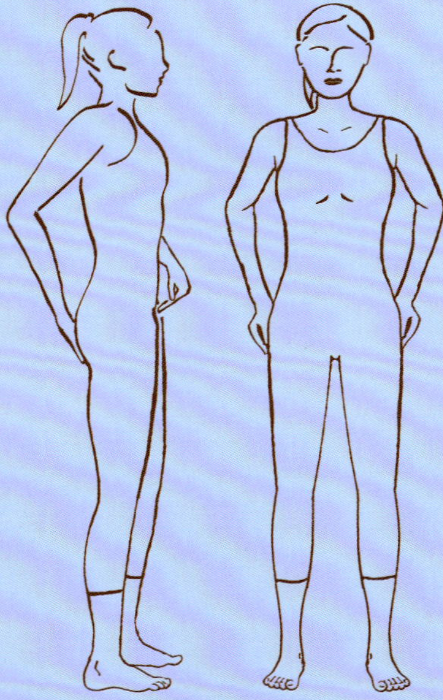

Ich fühle mich lebendig –
bis in die kleinste Faser meines Körpers.

Kontrollübung

Beckenboden-Feeling II

- Begeben Sie sich in den Kniestand. Der Rücken ist aufgerichtet, Sie blicken geradeaus.
- Stellen Sie das linke Bein nach vorne, der Unterschenkel ist im 90-Grad-Winkel gebeugt.
- Greifen Sie mit Ihrer linken Hand zur Innenseite des linken Sitzknochens. Haben Sie Geduld, es kann etwas dauern, bis Sie Ihren Sitzknochen gut spüren.
- Aktivieren Sie die Muskulatur und ziehen Sie gegen den Widerstand der Hand den linken Sitzknochen zur Mitte. Mit dem Ausatmen entspannen Sie die Muskulatur.
- Wiederholen Sie diese Übung mehrmals.
- Spüren Sie kurz den Unterschied zwischen beiden Seiten, bevor Sie die Beine wechseln.

Entspannung: Setzen Sie sich auf die Fersen, beugen Sie sich nach vorne und legen die Stirn auf die aufeinander gelegten Fäuste.

6. Vorbereitungsübung / Kontrollübung

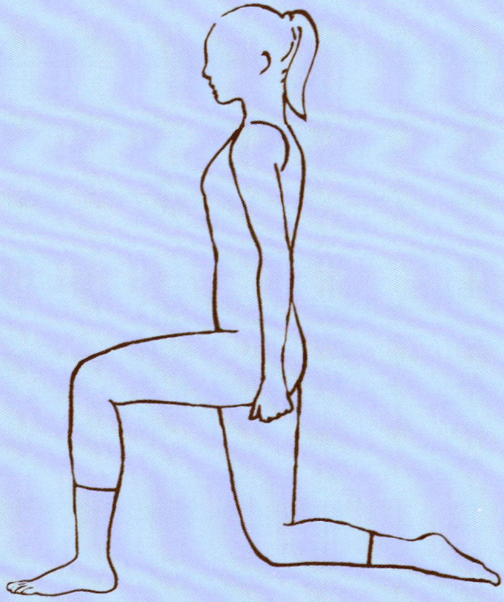

Ich übernehme Verantwortung für meinen Körper.

Baum im Wind

- Stellen Sie sich an eine Wand, so dass Ihr Rücken, Ihre Fersen und Ihr Hinterkopf an der Wand lehnen. Die Füße stehen etwa hüftbreit auseinander.
- Strecken Sie die Arme nach oben und legen Sie die Handflächen aneinander.
- Aktivieren Sie beim Einatmen den Beckenboden und schieben Sie Schambein und Steißbein Richtung Boden, der Scheitel strebt Richtung Decke.
- Beugen Sie sich zur rechten Seite, halten Sie die Spannung einen Moment, indem Sie den ganzen Körper an die Wand drücken.
- Mit dem Ausatmen kommen Sie zur Mitte und entspannen die Beckenbodenmuskulatur.
- Die Übung mehrmals wiederholen, bevor Sie zur anderen Seite wechseln.

Entspannung: Setzen Sie sich auf die Fersen. Beugen Sie sich nach vorne und legen Sie die Stirn auf den Boden und die Arme neben den Körper oder die Fäuste übereinander unter die Stirn.

1. Übung im Stehen und Knien

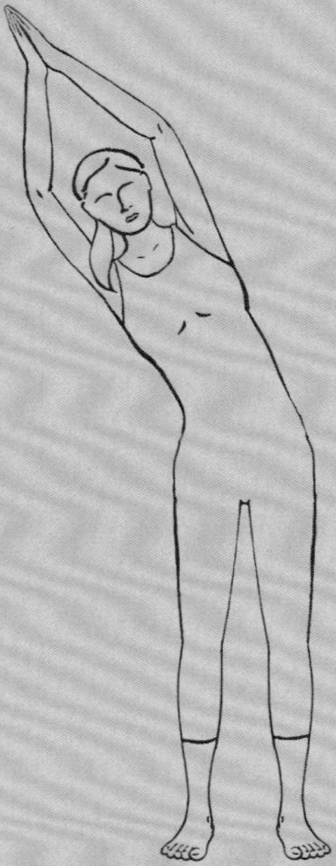

Ich fühle mich lebendig.

Die Hüften kräftigen

- Stellen Sie Ihr rechtes Bein auf einen fest stehenden Hocker oder auf einen Treppenabsatz. Das linke Bein ist fest im Boden ‚verwurzelt".
- Legen Sie beide Hände auf das rechte Knie, der Oberkörper ist aufrecht, der Blick nach vorne gerichtet, so dass Ihr Rücken ganz lang wird.
- Aktivieren Sie mit dem Einatmen den rechten Beckenboden und drücken Sie dabei die rechte Ferse fest nach unten, als wollten Sie den Hocker oder Treppenabsatz mit der Ferse wegschieben. Halten Sie die Spannung und entspannen Sie dann die Beckenbodenmuskeln mit dem Ausatmen
- Wiederholen Sie diese Übung und lassen Sie sich Zeit, bis Sie die Bewegung im Beckenboden immer besser wahrnehmen können.
- Wechseln Sie dann zur linken Seite.
- Achten Sie auf Unterschiede zwischen beiden Seiten. Wenn Sie welche wahrnehmen, trainieren Sie die schwächere Seite häufiger.

Entspannung: Stellen Sie sich mit lockeren Knien hin und schütteln Sie Ihren Körper durch, indem Sie mit den Fersen federn und sie dabei leicht abheben und wieder absetzen.

2. Übung im Stehen und Knien

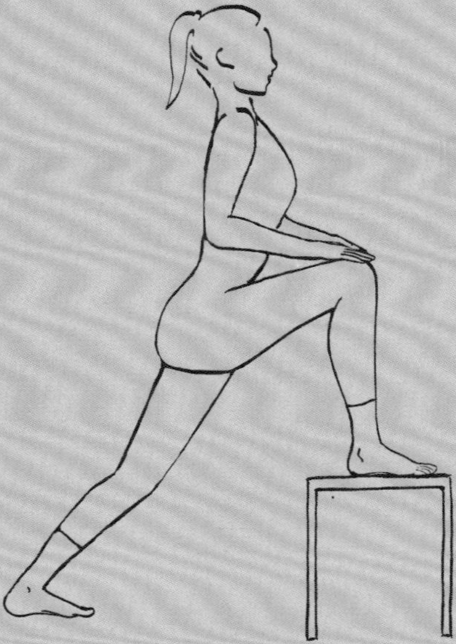

Herausforderungen begegne ich mit heiterer Gelassenheit.

Selbstbewusstsein und Lebensfreude

Beingrätsche im Liegen

- Legen Sie sich mit gestreckten Beinen auf den Rücken. Winkeln Sie die Knie an und strecken Sie die Beine zur Decke; die Zehenspitzen zeigen zum Körper, die Fersen nach oben.
- Grätschen Sie die Beine so weit wie möglich, greifen Sie mit beiden Händen an die Innenseiten der Oberschenkel und ziehen Sie die gestreckten Beine etwas näher zum Körper.
- Aktivieren Sie einatmend Ihren Beckenboden, so dass die Sitzknochen ein wenig näher zueinander kommen. Ausatmend entspannen und mehrmals wiederholen. Stellen Sie sich die Bewegung, die dadurch im Beckenboden entsteht, vor Ihrem inneren Auge vor.
- Lösen Sie die Hände und legen Sie die gestreckten Beine nacheinander ab.

Entspannung: Beine aufstellen und ausatmend locker nach vorne gleiten lassen.

Weitere hilfreiche Übungen

- 4. Vorbereitungsübung/Kontrollübung
- 4. + 5. Übung im Stehen
- 2. + 5. Übung im Sitzen
- 3. + 5. Yoga Asana

Selbstbewusstsein und Lebensfreude

Lebensfreude und Sexualität

Lebensfreude spüren wir besonders intensiv, wenn wir uns in unserem Körper wohl und lebendig fühlen. Ein guter Muskeltonus, das heißt eine Muskulatur, die weder schlaff noch verspannt ist, sorgen unter anderem für dieses Wohlgefühl.

Für einen guten Tonus im Bauch- und Beckenbereich sorgen vor allem die inneren Bauch- und die Beckenbodenmuskeln.

Besonders deutlich zeigt sich die Wirkung dieser Muskelgruppen in der Sexualität. Um körperliche Lust in Form eines Orgasmus zu erleben, ist die An- und Entspannung der Muskulatur notwendig. Auch an der Erektion des männlichen Gliedes haben die Beckenbodenmuskeln Anteil. Eine zu schlaffe Muskulatur verhindert das wohlige Entspannungsgefühl, das den sexuellen Akt begleitet, genauso wie eine zu angespannte Muskulatur, die nicht loslassen kann.

Beckenbodentraining hat sich bei allen Arten von sexuellen Problemen bewährt: bei nicht erfülltem Kinderwunsch, bei mangelndem Lustempfinden oder Schmerzen beim Geschlechtsverkehr genauso wie bei Impotenz.

Auf der Rückseite dieser Karte finden Sie Übungen, die Lebendigkeit und erfüllte Sexualität unterstützen.

6. Übung im Liegen

Wellnessübung für den Rücken

- Legen Sie sich auf den Rücken, strecken Sie den Nacken und lassen Sie die Arme locker neben dem Körper liegen.
- Stellen Sie beide Beine hüftbreit auf, der rechte Fuß wird etwas nach vorne geschoben, die Fußsohle liegt von der Ferse bis zur Fußspitze auf.
- Aktivieren Sie mit dem Einatmen die rechte Seite der Beckenbodenmuskulatur und drücken Sie die rechte Ferse nach vorne und unten in den Boden. Der Fuß wird dabei nicht verschoben. Stellen Sie sich vor, Sie verlängern die Ferse in Richtung Fußspitze.
- Das Schambein bewegt sich dabei ein wenig bauchwärts und die rechte Beckenseite hebt sich ein klein wenig.
- Halten Sie die Spannung ein paar Atemzüge lang und entspannen Sie die Beckenbodenmuskulatur mit dem nächsten Ausatmen.
- Wiederholen Sie die Übung mehrmals, bevor Sie zur anderen Seite wechseln.

Entspannung: Ziehen Sie beide Knie zur Brust, umfassen die Knie mit den Händen, heben den Kopf und versuchen Stirn und Knie möglichst nahe zusammenzubringen, kurz halten, dann wieder ablegen und nachspüren.

6. Übung im Liegen

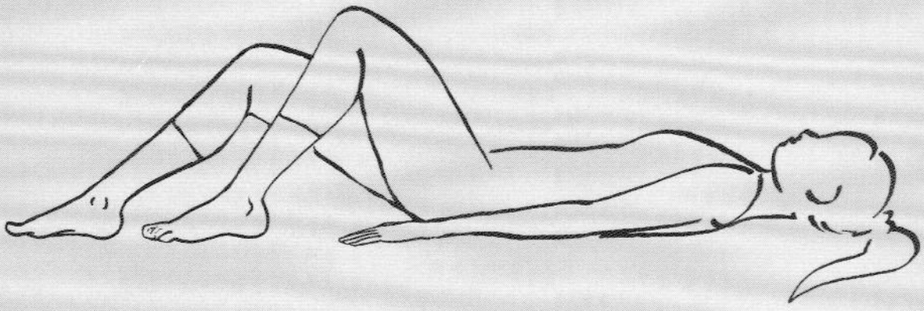

Ich vereine Sanftheit und Stärke in mir.

Vorbereitungsübung

Fußmassage

- Setzen Sie sich auf den Boden oder auf eine feste Unterlage.
- Nehmen Sie den rechten Fuß in beide Hände und massieren Sie Ihre **Fußsohle** von den Zehen bis zur Ferse mit kreisförmigen Bewegungen (evtl. mit Johanniskrautöl oder einem anderen natürlichen Öl).
- Streichen Sie danach an der **Fußoberfläche** mit beiden Händen von den Knöcheln nach vorne zu den Zehen und nach unten zu den Fersen.
- Massieren Sie die „Schwimmhäute" zwischen den **Zehen** in Richtung Zehenspitzen. So regen Sie den Lymphfluss in den Füßen und im Becken an.
- Nun massieren Sie einige Minuten lang die auf der Vorderseite der Karte markierten Reflexpunkte des Beckens an der Fußsohle und an den Knöcheln mit sanftem Druck.

Entspannung: Legen Sie sich kurz auf den Rücken und lockern Sie Knie und Füße.

8. Vorbereitungsübung / Kontrollübung

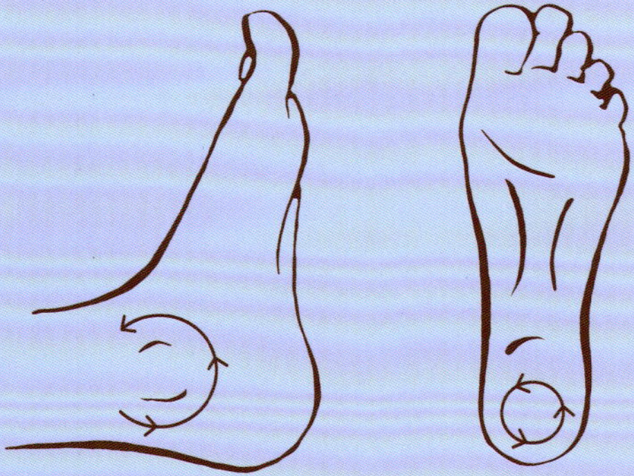

*Ich schenke mir selbst Zeit
und Aufmerksamkeit.*

1\. Übung im Liegen

Blockaden lösen

- Legen Sie sich in Bauchlage auf den Boden. Um die Lendenwirbelsäule zu entlasten, können Sie ein kleines Kissen unter den Bauch legen. Die Stirn liegt auf dem Boden, der Nacken ist gestreckt.
- Winkeln Sie das linke Bein an und versuchen Sie, die Ferse zum Gesäß heranzudrücken. Legen Sie evtl. ein Tuch oder einen Gürtel um Ihren Fuß, um das Bein näher zum Körper heranzuziehen.
- Spannen Sie mehrmals hintereinander einatmend die linke Seite des Beckenbodens an, halten Sie die Spannung einen Moment und lassen Sie ausatmend wieder los. Das Bein bleibt dabei angewinkelt.
- Wechseln Sie zum rechten Bein und wiederholen Sie die Übung mehrmals.
- Ziehen Sie beide Fersen zum Gesäß heran. Aktivieren Sie beide Seiten des Beckenbodens jeweils beim Einatmen und lösen Sie die Spannung beim Ausatmen. Wenn möglich 2 bis 3 Minuten halten.

Entspannung: In der Bauchlage entspannen und einige Minuten nachspüren.

1. Übung im Liegen

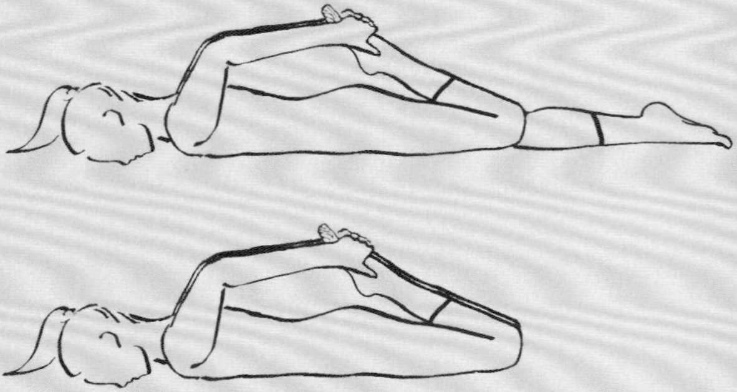

Strömende Lebensfreude
erfüllt meinen Körper.

1. Übung im Sitzen

Yin-Yang-Übung

- Setzen Sie sich mit gestreckten Beinen auf den Boden und stützen Sie die Arme hinter dem Rücken ab. Der Rücken ist gerade, der Blick nach vorne gerichtet.
- Winkeln Sie das linke Bein an und ziehen Sie den Fuß nahe an den Körper heran.
- Stellen Sie das rechte Bein auf, die Ferse vor der Körpermitte. Verlagern Sie das Gewicht ein wenig nach rechts, so dass Sie den rechten Sitzhöcker gut spüren können.
- Aktivieren Sie die rechte Beckenbodenseite und drücken Sie dabei die rechte Ferse zum Boden.
- Halten Sie die Spannung einige Atemzüge lang und lösen Sie die Muskelspannung mit dem Ausatmen.
- Wiederholen Sie die Übung und stellen Sie sich dabei vor, wie Sie Ihre ganze Körperseite dabei beleben und mit Energie versorgen.
- Wechseln Sie zur linken Seite und arbeiten Sie hierbei ebenfalls mit Ihrer Vorstellungskraft.

Entspannung: Legen Sie sich auf den Rücken und lockern Sie Füße und Knie.

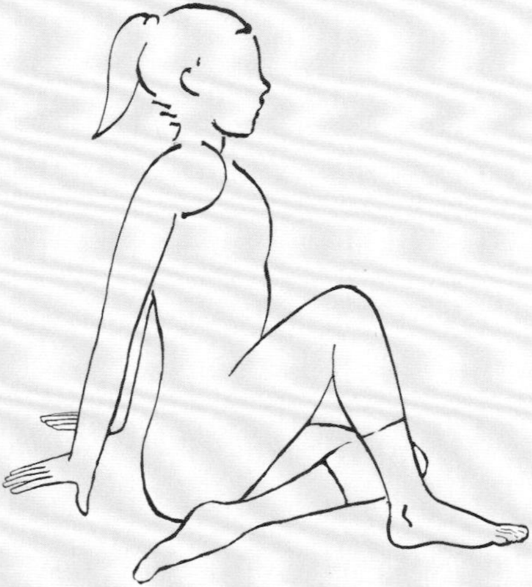

Ich vereine Intuition und Willenskraft in mir.

Hilfe bei Beckenbodenproblemen

Folgen eines geschwächten oder verspannten Beckenbodens

Folgende körperlichen Probleme können ihre Ursachen ganz oder teilweise in einem geschwächten oder verspannten Beckenboden haben:

- Starkes nach unten gerichtetes Druckgefühl
- Unwillkürlicher Harnabgang beim Niesen oder Husten
- Durch starken Innendruck der Bauchorgane ausgelöster Vorfall der Scheidenmuskulatur oder der Gebärmutter
- Im weit fortgeschrittenen Zustand Harn- und Stuhlinkontinenz
- Hämorrhoiden-Beschwerden durch schwache Muskulatur im Bauch- und Beckenraum
- Schmerzen im Bereich des unteren Rückens
- Scheidenkrampf und starke Verspannungen im Bauchraum
- Prostata-Probleme
- Sexuelle Probleme
- Impotenz.

Hilfe bei Beckenbodenproblemen

Übungsprogramm

Planen Sie zweimal täglich etwa 15 Minuten für Ihr Beckenbodentraining ein. Das nachfolgende Übungsprogramm sollten Sie 3 Monate lang absolvieren.

Morgenprogramm

- 7. Übung im Liegen (bereits im Bett)
- 5. Übung im Stehen und Knien
- 1. Übung im Stehen
- 2. Vorbereitungsübung/Kontrollübung
- 3. Übung im Stehen
- 5. Übung im Liegen

Abendprogramm

- 5. Vorbereitungsübung/Kontrollübung
- 7. Vorbereitungsübung/Kontrollübung
- 8. Übung im Liegen
- 1. Yoga Asana
- 2. Yoga Asana

Die Kontrollübungen 5, 6 + 7 aus dem Bereich Vorbereitungsübung/Kontrollübung sollten Sie täglich absolvieren.

7. Übung im Stehen und Knien

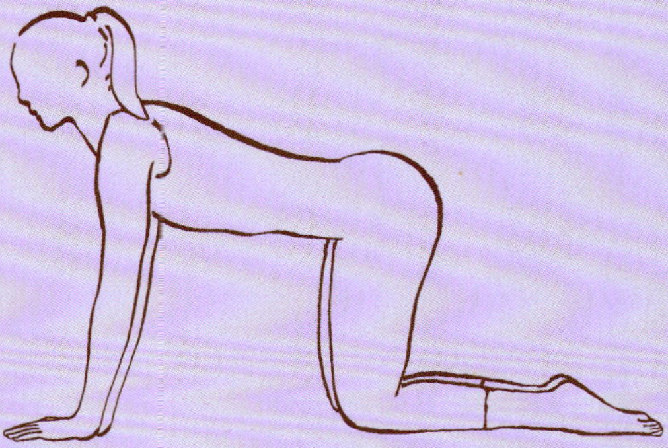

Ich erlebe Lebendigkeit und Lebenslust in meinem Körper.

7. Übung im Knien

Beckenkreisen im Kniestand

- Begeben Sie sich in den Vierfüßlerstand. Hände und Knie sind schulter- bzw. hüftbreit auseinander. Stellen Sie sich direkt hinter Ihrem Becken ein Zifferblatt vor, das Sie in der anschließenden Übung langsam umkreisen.
- Atmen Sie ein und kommen Sie in ein leichtes Hohlkreuz, so dass Ihr Steißbein auf 12 Uhr zeigt, ausatmen und entspannen.
- Aktivieren Sie Ihren Beckenboden, machen Sie den unteren Rücken lang und ziehen Sie das Steißbein nach unten und vorne, so dass es auf 6 Uhr zeigt, dann ausatmen und entspannen.
- Bewegen Sie dann in der gleichen Weise das Becken zu 3 und 9 Uhr.
- Am Ende umkreisen Sie die Uhr mehrmals im Uhrzeigersinn und dagegen.

Entspannung: Setzen Sie sich auf die Fersen, beugen Sie sich nach vorne und legen die Stirn auf die aufeinander gelegten Fäuste.

8. Übung im Sitzen

Fersenstep

- Setzen Sie sich aufrecht auf einen Hocker oder auf einen Stuhl. Verlagern Sie das Gewicht einige Male abwechselnd nach vorne und hinten und zu beiden Seiten. Sitzen Sie aufrecht auf beiden Sitzhöckern. Legen Sie die Unterarme auf Schulterhöhe übereinander.
- Aktivieren Sie einatmend die rechte Seite der Beckenbodenmuskulatur und drücken Sie die rechte Ferse kräftig in den Boden, die Fußspitze kann dabei zum Körper herangezogen werden.
- Der Rücken bleibt dabei gerade, der Nacken ist lang, der Blick nach vorne gerichtet.
- Mit dem Ausatmen locker lassen und mehrmals wiederholen.
- Vergleichen Sie kurz die beiden Seiten, bevor Sie zur linken Ferse wechseln.
- Achten Sie darauf, dass der Oberkörper aufgerichtet bleibt und die Arme nicht absinken.

Entspannung: Den Oberkörper locker nach vorne beugen, die Ellbogen dabei auf den Knien abstützen.

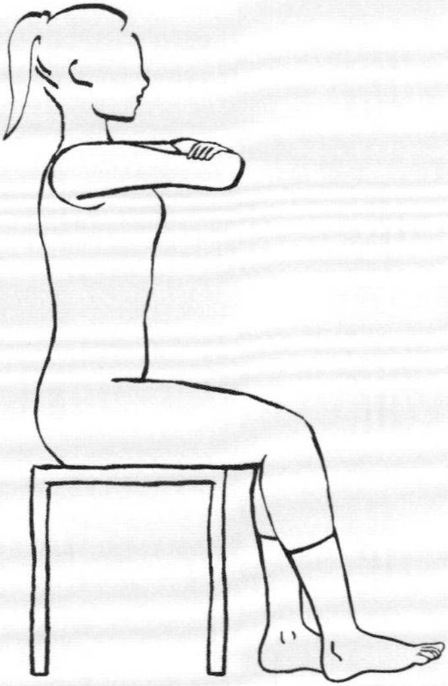

Ich entdecke meine spielerische Seite.

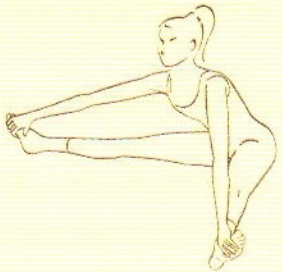

Aufgaben des Beckenbodens

Der Beckenboden schließt das knöcherne Becken nach unten ab. Um die vielfältigen Aufgaben erfüllen zu können, muss die Beckenbodenmuskulatur sowohl stabil als auch flexibel sein. So werden nicht nur die Bauchorgane hauptsächlich vom Beckenboden getragen, sondern während einer Schwangerschaft auch das Ungeborene. In diesem Fall muss der Beckenboden aber auch weich und flexibel genug sein, um eine Schwangerschaft zu ermöglichen. Gleichzeitig ermöglicht diese Muskelschicht das Öffnen der Beckenausgänge und damit die Ausscheidungsvorgänge und das Entstehen einer Schwangerschaft. Auch am Orgasmus ist diese wichtige Muskulatur beteiligt. Darüber hinaus tragen vor allem die mittlere und innere Beckenbodenschicht zur Aufrichtung der Wirbelsäule bei sowie zur Stabilisierung der Hüftgelenke und des Ileosakralgelenks: das Gelenk, das die Wirbelsäule mit dem Becken verbindet.

Auf der seelischen Ebene trägt ein gesunder stabiler Beckenboden dazu bei, dass Sie sich nicht nur äußerlich, sondern auch innerlich stabiler und kraftvoller fühlen. Ist Ihre Körpermitte stark, können Sie aufrechter gehen und stehen, Schultern, Arme, Nacken und Kopf besser entspannen. Dadurch fühlen Sie sich insgesamt lebendiger.

Wie kann sich ein geschwächter oder verspannter Beckenboden zeigen?

- Starkes nach unten gerichtetes Druckgefühl
- Unwillkürlicher Harnabgang beim Niesen oder Husten
- Durch starken Innendruck der Bauchorgane ausgelöster Vorfall der Scheidenmuskulatur oder der Gebärmutter
- Im fortgeschrittenen Zustand Harn- und Stuhlinkontinenz
- Hämorrhoiden-Beschwerden durch schwache Muskulatur im Bauch- und Beckenraum
- Prostata-Probleme
- Schmerzen im Bereich des unteren Rückens
- Scheidenkrampf und starke Verspannungen im Bauchraum
- Mangelndes Lustgefühl beim Geschlechtsverkehr und Orgasmusprobleme, weil die Scheidenwandmuskulatur überdehnt und schlaff oder verspannt und hart ist
- Allgemeines Gefühl von Schwäche und übersteigertes Anlehnungsbedürfnis

Der „männliche Beckenboden“

Die Beckenbodenmuskulatur des Mannes ist zum einen kräftiger als die der Frau, zum andern hat sie weniger zu tragen. Dennoch brauchen auch Männer einen gleichermaßen stabi-

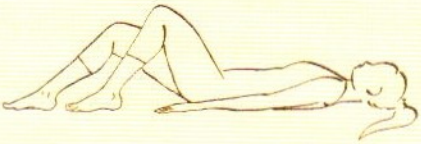

Zum Kennenlernen: Die Muskulatur der unteren Beckenbodenschicht kurz anspannen und loslassen, so als würden Sie den Harnstrahl beim Wasserlassen kurz unterbrechen. Es fühlt sich an wie „Anklicken“ und „Loslassen“.

Die **mittlere Beckenbodenschicht** besteht in erster Linie aus querlaufenden Muskelfasern, die sich von der linken zur rechten Innenseite des knöchernen Beckens ausdehnen. Ein Teil der Muskulatur verbindet die Sitzhöcker miteinander.

Zum Kennenlernen: Im Sitzen beide Hände unter die Sitzhöcker legen, Beckenbodenmuskulatur anspannen und die Sitzhöcker zur Mitte ziehen und wieder entspannen.

Die äußerst komplexe **innere Beckenbodenschicht** besteht aus einer fächerförmigen Muskelplatte und Muskelpaaren, die an der Innenseite des kleinen Beckens auf der Höhe der Hüftgelenke sowie am unteren Ende der Lendenwirbelsäule befestigt sind.

Zum Kennenlernen: Aufrecht stehend mit lockeren Knien zuerst in ein leichtes Hohlkreuz gehen, dann die Beckenbodenmuskulatur anspannen und das Steißbein in Richtung Boden drücken. Das Schambein bewegt sich dabei ein wenig Richtung Bauch. Strecken Sie gleichzeitig den Scheitel zur Decke, so als würden Sie von oben gehalten. Kurz die Spannung halten und wieder locker lassen.

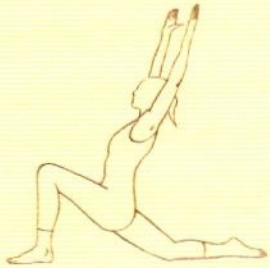

len wie flexiblen Beckenboden, um Beschwerden im Bereich der Prostata, aber auch des unteren Rückens vorzubeugen. Auch bei Männern können Beckenbodenschwäche oder -verspannung zu Inkontinenz und vor allem zu sexuellen Problemen wie Impotenz führen. Aus diesem Grund sind Beckenbodenübungen – auch wenn auf diesem Kartenset nur Frauen abgebildet sind – für Männer ebenfalls sehr zu empfehlen. Gerade wer in seinem Beruf viel sitzt oder lange Autofahrten absolviert, sollte täglich Beckenbodenübungen machen. Auch sportliche Männer sollten die Pflege dieser sensiblen inneren Muskulatur nicht vernachlässigen.

Die Übungspraxis

- Lesen Sie zunächst die Beschreibung der Beckenbodenmuskulatur gründlich durch und machen Sie sich die verschiedenen Schichten der Muskulatur bewusst.
- Zum Üben sitzen oder liegen Sie auf einer stabilen rutschfesten Unterlage und tragen bequeme Kleidung.
- Beginnen Sie mit den „Vorbereitungs-/Kontrollübungen".
- Üben Sie zweimal täglich etwa 15 Minuten lang. Dabei wiederholen Sie jede Übung einschließlich der beschriebenen Entspannung mehrmals. Schließen Sie die Übungen mit einer Kontrollübung ab, um zu prüfen, wie gut Sie Ihre Beckenbodenmuskulatur bereits spüren können.

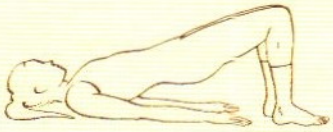

Außerdem gibt es 10 Karten mit Übungsprogrammen zu speziellen Themen:

- 2 Karten zum Thema Hilfe bei Beckenbodenproblemen
- 2 Karten zum Thema Schwangerschaft und Geburt
- 2 Karten zum Thema Selbstbewusstsein und Lebensfreude
- 2 Karten zum Thema Visualisierungsübungen zur Unterstützung der Beckenbodenübungen
- 2 Karten zum Thema Beckenbodenbewusstsein im Alltag

Wie der Beckenboden aufgebaut ist und wie Sie ihn kennen lernen können

Drei Muskelschichten bilden den Beckenboden: die äußere bzw. untere, die mittlere und die innere Beckenbodenschicht.

Die **äußere oder untere Beckenbodenschicht** liegt direkt unter der Hautoberfläche und bildet die Form einer liegenden Acht. Im vorderen Teil dieser Acht befinden sich Klitoris, Harnröhrenöffnung und Scheide, der hintere Teil umschließt den After. Diese Muskelschicht hat keine tragende Funktion, sondern ist in erster Linie für die Ausscheidungsorgane zuständig.

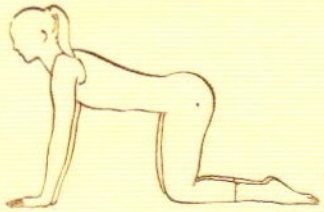

- Wählen Sie nach einigen Tagen Karten aus dem gesamten Set aus; dabei sollten Sie zwischen liegenden, sitzenden und stehenden Übungen abwechseln. Schließen Sie Ihr Programm immer mit einer Kontrollübung ab.
- Sie können die Beckenbodenübungen mit allen anderen Übungsprogrammen wie Pilates, Qi Gong oder Yoga (hierzu finden Sie einige spezielle Karten) sowie mit allen sportlichen Aktivitäten und Tätigkeiten des Alltags verbinden.
- Zu speziellen Themen wie Schwangerschaft oder allgemeine Beckenbodenschwäche finden Sie in diesem Kartenset eigene Übungsprogramme.

Ergänzende Hinweise

Spannung und Entspannung haben die gleiche Bedeutung. Halten Sie die Spannung etwa so lange, wie die Entspannung dauert. Während der Anspannung ist die Beckenbodenmuskulatur aktiv – Sie finden deshalb häufiger den Begriff „Beckenbodenaktivierung“. Während der Entspannungsphase ist die Muskulatur passiv und locker.
Wichtig: Achten Sie darauf, dass die umgebende Gesäß- und Beinmuskulatur so entspannt wie möglich bleibt.
In der Regel ist ein drei- bis fünfmaliges Wiederholen empfehlenswert. Grundsätzlich sollten Sie aber Ihren eigenen Rhythmus finden.

2. Übung im Sitzen

Beckenboden-Grätsche

- Setzen Sie sich mit gestreckten und gegrätschten Beinen auf den Boden. Legen Sie die Hände zwischen den Beinen nach vorne auf den Boden. Der Rücken ist gerade aufgerichtet und der Nacken gestreckt.
- Ziehen Sie die Zehenspitzen zum Körper heran und schieben Sie die Fersen so weit wie möglich vom Körper weg.
- Heben Sie Ihr Brustbein und kommen Sie mit geradem Rücken so weit wie möglich nach vorne.
- Spannen Sie mit dem Einatmen Ihre Beckenbodenmuskulatur an, ziehen Sie das Steißbein nach unten und schräg nach hinten, so dass der untere Rücken lang wird. Die Sitzknochen streben ebenfalls nach hinten.
- Mit dem Ausatmen Spannung loslassen und nachspüren. Die Übung mehrmals wiederholen.
- Achten Sie während der ganzen Übung darauf, dass der Nacken gestreckt bleibt und Sie geradeaus schauen.

Entspannung: Setzen Sie sich mit angewinkelten Knien auf und lassen sich mit rundem Rücken locker nach vorne zwischen die Knie sinken.

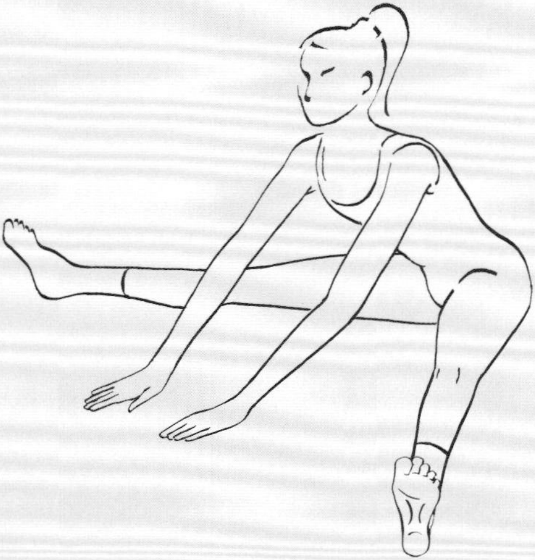

Ich öffne mich dem Leben.

Selbstbewusstsein und Lebensfreude

Übungsprogramm

Verbinden Sie die Beckenbodenübungen so oft wie möglich mit Visualisierungen. Lesen Sie dazu die entsprechenden Karten und entwickeln Sie auf dieser Basis eigene Vorstellungsbilder wie zum Beispiel einen starken kräftigen Baum, der tiefe Wurzeln hat.

Folgende Übungen sind zu empfehlen:

- 1. Vorbereitungsübung/Kontrollübung
- 2. Übung im Stehen und Knien
- 3. Übung im Stehen und Knien
- 8. Übung im Stehen und Knien
- 2. Übung im Liegen
- 3. Übung im Liegen
- 7. Yoga Asana

Wählen Sie aus dieser Liste täglich 3 Übungen, die Sie mehrmals wiederholen und an die Sie sich während des Tages öfter erinnern.

Selbstbewusstsein und Lebensfreude

Selbstbewusstsein und Selbstvertrauen

Körper, Seele, Gefühle und Gedanken sind nicht voneinander zu trennen. Jeder kennt Stresssituationen, die sich in körperlichen Reaktionen wie nervösen Magenbeschwerden oder schweißnassen Händen widerspiegeln. Jedes Organ, jeder Teil unseres Körpers spiegelt seelische Vorgänge wider. Der Rücken, das Rückgrat, stehen für aufrechte Haltung, für Aufrichtigkeit, aber auch für die Fähigkeit, für sich selbst einzustehen.

Das Becken ist der Platz, an dem unser Leben begonnen hat, und es steht für Geborgenheit und Sicherheit, für Kraft und Stabilität. Der Beckenboden hat dabei eine besondere Bedeutung. Er schließt das Becken nach unten ab, bildet den tragfähigen Boden, die Basis.

Ein gut trainierter Beckenboden gibt ein Gefühl von Kraft und Stabilität im Becken. Dieses Empfinden von Kraft in der eigenen Körpermitte ist wiederum sehr wichtig für Selbstbewusstsein und Selbstvertrauen.

Der Beckenboden hat damit eine wichtige Funktion auch für unsere seelische Befindlichkeit. In Zeiten großer Anspannung und seelischer Herausforderungen können Beckenbodenübungen sehr hilfreich sein, um die eigene Mitte wieder zu finden.

2. Vorbereitungsübung / Kontrollübung

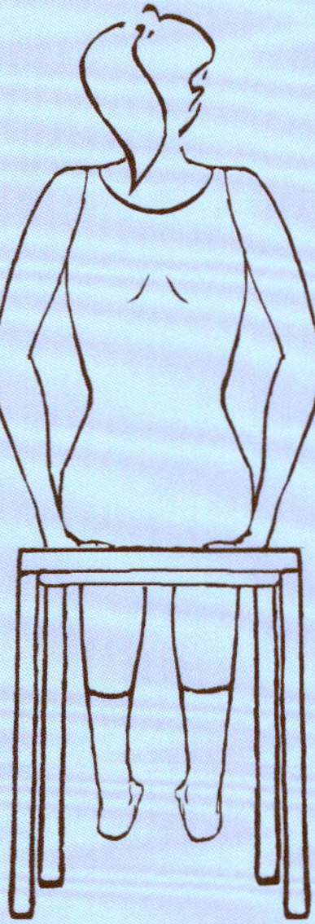

Meine Basis ist stabil und verlässlich.

Vorbereitungsübung

Stabiler Sitz

- Setzen Sie sich auf einen Hocker, der Rücken ist aufrecht, die Füße stehen hüftbreit auseinander.
- Drücken Sie mehrmals beide Füße fest in den Boden, dabei ist der Blick nach vorne gerichtet.
- Greifen Sie mit beiden Händen unter Ihre Sitzhöcker und verlagern Sie das Gewicht mehrmals abwechselnd von rechts nach links.
- Beim Einatmen die Beckenbodenmuskulatur anspannen, kurz halten und beim Ausatmen entspannen. Schambein dabei etwas bauchwärts kippen und Steißbein nach unten und vorne ziehen.
- Stellen Sie sich vor, wie Sie Ihre Beckenbodenmuskeln zur Mitte hin ziehen (die Sitzhöcker kommen dabei etwas näher zusammen) und wie der untere Rücken lang wird.
- Wiederholen Sie diese Übung fünfmal und konzentrieren Sie sich dabei auf Ihre Sitzhöcker und auf Ihre aufrechte Haltung. Lassen Sie Ihren Rücken ganz lang werden.

Entspannung: Den Oberkörper nach unten hängen lassen und tief ausatmen.

3. Vorbereitungsübung / Kontrollübung

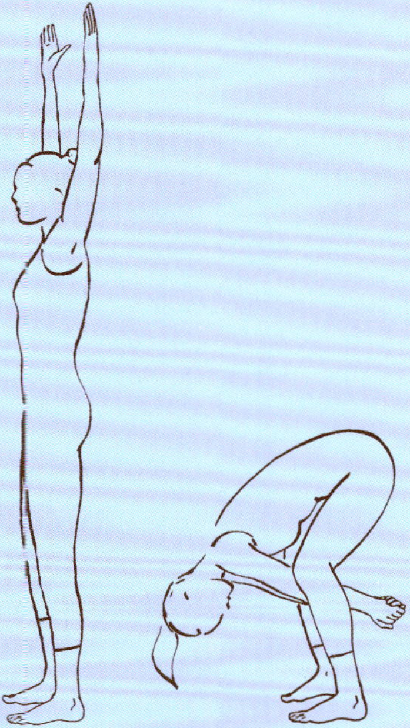

Ich nutze meine Kraft positiv.

3. Vorbereitungsübung

Rückenschwung im Stehen

- Stellen Sie sich aufrecht hin, die Füße sind etwas mehr als hüftbreit auseinander. Die Arme sind über den Kopf gestreckt, die Hände verschränkt.
- Aktivieren Sie mit dem Einatmen den Beckenboden, drücken Sie die Fersen fest in den Boden und dehnen Sie den gestreckten Körper nach oben und etwas nach hinten.
- Kommen Sie ausatmend mit einer schnellen Bewegung so weit wie möglich nach vorne und unten und entspannen Sie die Beckenbodenmuskulatur. Die Knie werden dabei etwas angewinkelt, die Arme schwingen locker zwischen den Beinen hindurch nach hinten.
- Um die Wirkung der Übung zu unterstützen, können Sie mit einem lauten HA oder HO ausatmen.
- Dann einatmend den Beckenboden wieder aktivieren, den unteren Rücken strecken, mit gebeugten Knien nach oben kommen und aufrichten. Die Übung mehrmals wiederholen.

Entspannung: Schütteln Sie den Körper locker durch.

4. Vorbereitungsübung / Kontrollübung

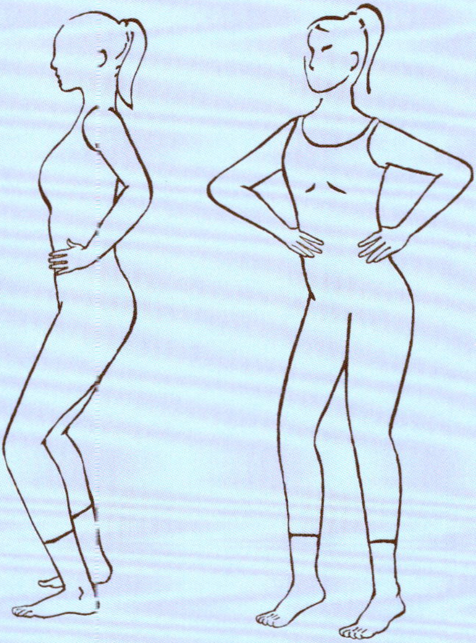

Ich liebe meinen Körper
und freue mich an meiner Beweglichkeit.

Beckenkippen im Stehen

- Stellen Sie sich aufrecht hin, die Füße sind hüftbreit auseinander, die Knie leicht gebeugt, die Hände liegen auf der Taille.
- Kippen Sie Ihr Becken vor und zurück und zu beiden Seiten.
- Kippen Sie das Becken nach hinten und aktivieren Sie mit dem Einatmen Ihre Beckenbodenmuskulatur.
- Halten Sie die Spannung, während Sie den Atem kurz anhalten, und ziehen Sie Ihr Schambein bauchwärts, so dass das Becken nach vorne kippt.
- Ausatmend den Beckenboden entspannen und mehrmals wiederholen.
- Das Becken mehrmals im Uhrzeigersinn und gegen den Uhrzeigersinn kreisen.

Entspannung: Schütteln Sie den Körper durch.

6. Yoga Asana

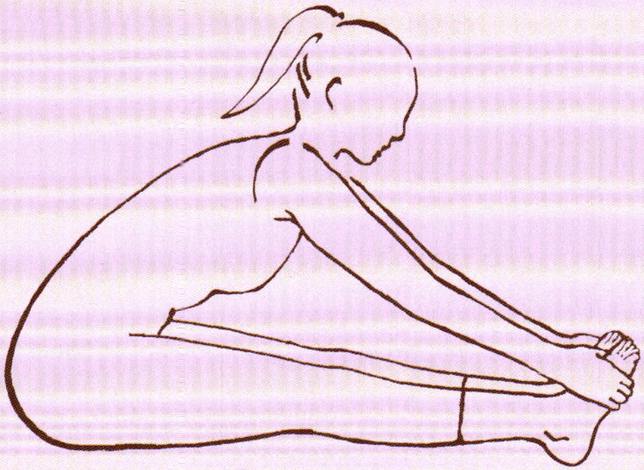

Ich wende mich ganz mir selbst zu.

Kniekuss

- Setzen Sie sich mit ausgestreckten Beinen auf den Boden. Stützen Sie sich kurz mit den Händen hinter dem Körper ab, um den Rücken noch gerader aufzurichten.
- Heben Sie mit dem Einatmen die Arme gestreckt nach oben und kommen Sie mit dem Ausatmen mit geradem Rücken nach vorne, bis Sie Fußknöchel oder Zehen umfassen können. Wenn Ihnen das schwer fällt, können Sie einen Gurt oder ein Tuch um die Füße legen, die Enden fassen und damit den Körper sanft nach vorne ziehen.
- Aktivieren Sie mit dem Einatmen Ihre Beckenbodenmuskulatur, Sitzhöcker und Steißbein streben nach hinten.
- Drücken Sie das Brustbein etwas nach vorne, so dass sich Ihr oberer Rücken noch mehr aufrichtet.
- Halten Sie die Spannung mehrere Atemzüge lang, entspannen Sie mit dem Ausatmen Ihren Beckenboden und wiederholen Sie die Übung noch einmal.

Entspannung: Legen Sie sich auf den Rücken, stellen Sie die Beine auf und lassen Sie die Knie locker zu beiden Seiten fallen.

2\. Übung im Liegen

Halbe Brücke

- Legen Sie sich auf den Rücken und stellen Sie die Beine auf, Füße und Knie sind hüftbreit auseinander. Achten Sie darauf, dass der Nacken während der Übung gestreckt bleibt.
- Legen Sie Ihre Hände an die Sitzknochen, aktivieren Sie beim Einatmen den Beckenboden. Die Sitzhöcker werden dabei zueinander gezogen.
- Legen Sie die Hände mit den Handflächen auf dem Boden neben den Körper und heben Sie das Becken. Achten Sie darauf, dass beide Hüftknochen auf einer Ebene sind.
- Machen Sie den unteren Rücken lang und stellen Sie sich vor, wie Sie Schambein und Steißbein zu den Knien hin verlängern.
- Drücken Sie mit dem Einatmen abwechselnd rechte und linke Ferse in den Boden und aktivieren Sie dabei die jeweilige Seite der Beckenbodenmuskulatur. Mit dem Ausatmen entspannen.
- Legen Sie das Becken ab und strecken Sie die Beine wieder aus.

Entspannung: Heben Sie den Kopf mit beiden Händen etwas vom Boden ab und bewegen Sie ihn sanft zu beiden Seiten.

2. Übung im Liegen

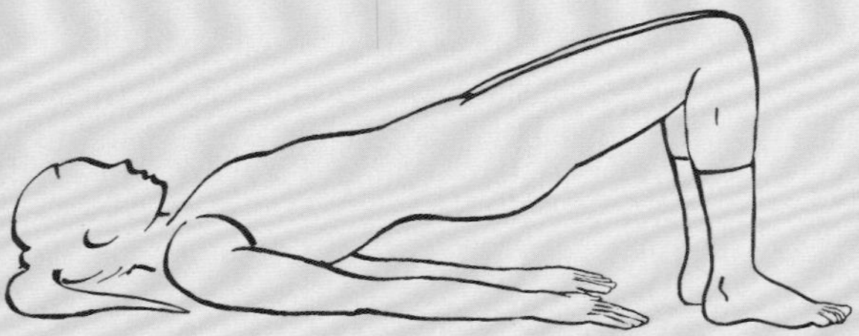

Ich vertraue meinem Körper.

5. Yoga Asana

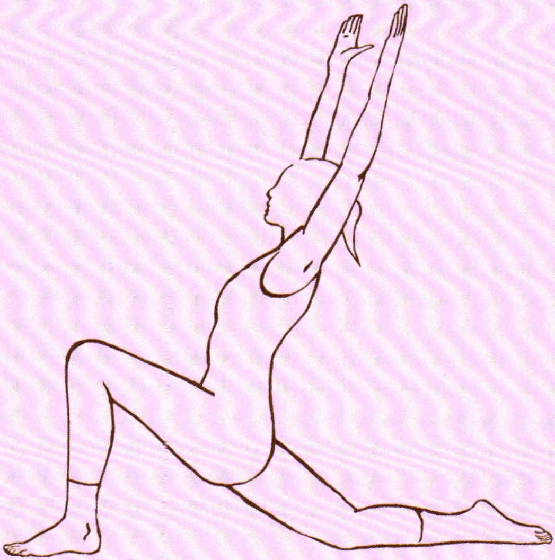

Ich sage Ja zum Leben.

Halbmond

- Knien Sie auf den Boden, der Rücken ist gerade, der Nacken gestreckt, das Brustbein etwas gehoben.
- Stellen Sie das rechte Bein schräg nach vorne, das rechte wird nach hinten gestreckt.
- Nun kommen Sie etwas tiefer nach unten, bis sich das rechte Knie über Ihrem rechten Fuß befindet.
- Mit dem Einatmen aktivieren Sie die rechte Seite der Beckenbodenmuskulatur, der Druck der rechten Ferse geht dabei nach unten und nach vorne.
- Heben Sie die Arme zu beiden Seiten des Kopfes nach oben.
- Bleiben Sie ein paar Atemzüge in dieser Haltung, bevor Sie mit einer Ausatmung zurückkommen, die Spannung lösen und zur anderen Seite wechseln.

Entspannung: Setzen Sie sich auf die Fersen, beugen sich nach vorne und legen die Stirn auf die aufeinander gelegten Fäuste.

5. Vorbereitungsübung / Kontrollübung

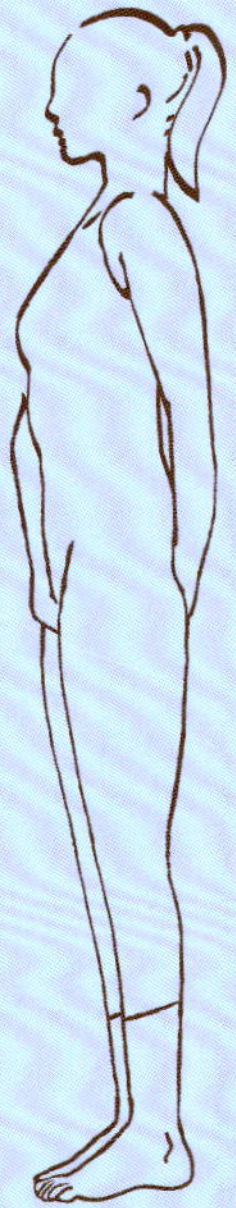

Ich bin stark.

Beckenboden-Feeling I

- Stellen Sie sich aufrecht hin, die Füße sind hüftbreit auseinander, der Rücken ist gerade und der Nacken gestreckt.
- Schütteln Sie Ihren Körper mit leicht gebeugten Knien locker durch, indem Sie die Fersen federnd vom Boden abheben.
- Bleiben Sie locker in den Knien und verschränken Sie die Hände unter Ihrem Beckenboden. Sollte Ihnen das schwer fallen, führen Sie die Übung im Sitzen durch.
- Aktivieren Sie Ihre Beckenbodenmuskulatur.
- Nehmen Sie gegen den Widerstand der Hände wahr, wie die Sitzhöcker zueinander gezogen werden.
- Achten Sie auf Ihre aufrechte Haltung, der Blick ist nach vorne gerichtet, gleichzeitig stehen Sie fest auf dem Boden.
- Stellen Sie sich eine imaginäre Verbindung zwischen Steißbein und Fersen vor.

Entspannung: Hände in die Taille stützen und den Oberkörper locker nach vorne fallen lassen. Dann abwechselnd den rechten und den linken Arm nach unten auspendeln.

Visualisierungen zur Unterstützung der Beckenbodenübungen

Mit inneren Bildern arbeiten

Vorstellungen und innere Bilder wirken unbewusst auf alle körperlichen Vorgänge. Stellen Sie sich zum Beispiel vor, dass Sie kräftig in eine reife Zitrone beißen oder dass Ihr Lieblingsessen aufgetischt wird, während Sie bereits sehr hungrig sind.

In jedem Fall werden Sie merken, dass sich bereits durch die bloße Vorstellung Speichel bildet. Aber nicht nur im Mund entsteht Aktivität: Auch im Magen bereitet sich alles auf das vor, was kommt.

Ihre Muskulatur reagiert ebenfalls auf Gedanken und Gefühle. Stress löst Verspannungen aus, wohlige Gefühle, wie sie bei einer angenehmen Körperberührung entstehen, bringen dagegen die Muskulatur „zum Schmelzen", sie wird weich und locker.

Unterstützen Sie Ihre Beckenbodenmuskulatur durch Visualisierungsübungen oder entwickeln Sie eigene Übungen, die auf Ihren Beckenboden aktivierend oder entspannend wirken.

Visualisierungen zur Unterstützung der Beckenbodenübungen

Anleitung zum Visualisieren

Sie können die inneren Bilder mit der jeweiligen Übung verbinden oder sich ab und zu etwas Zeit speziell für Visualisierungen nehmen.

Die Kraft der inneren Bilder wirkt umso stärker, je entspannter Sie sind. Daher sollten Sie wie folgt vorgehen:

- Schließen Sie die Augen und atmen Sie ein paar Mal bewusst tief ein und aus.
- Mit jedem Ausatmen entspannen Sie den Körper tiefer und tiefer.
- Nun zählen Sie langsam von 10 bis 1 und spüren Sie, wie Sie sich bei jeder absteigenden Zahl tiefer entspannen.
- Wenn Sie bei 1 angelangt sind, stellen Sie sich in aller Ruhe und detailliert die gewünschten Bilder vor.
- Bleiben Sie ein paar Minuten dabei, bevor Sie wieder langsam von 1 bis 10 zählen und aus der Entspannung herauskommen.

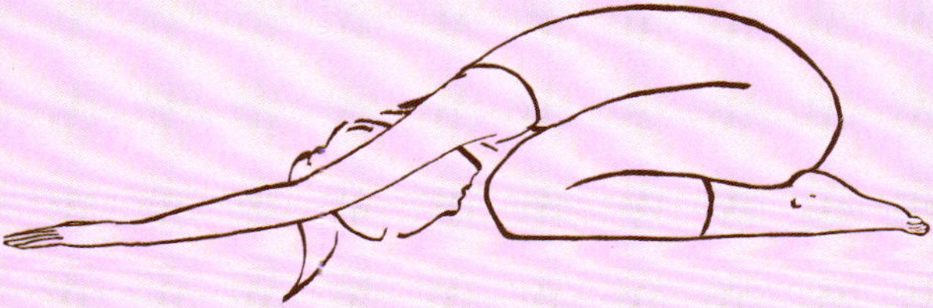

Ich vertraue meinem Körper.

Haltung des Kindes

- Begeben Sie sich in den Kniestand und lassen Sie die Fersen auseinander fallen, so dass sie eine Art Schale bilden.
- Setzen Sie sich auf die Fersen und kommen Sie langsam mit der Stirn zum Boden. Wenn Ihnen das schwer fällt, legen Sie eine Decke unter die Stirn.
- Die Arme sind nach vorne gestreckt, Handflächen liegen auf dem Boden. Der Nacken ist gestreckt.
- Aktivieren Sie beim Einatmen den Beckenboden, ziehen Sie dabei das Schambein zu den Fersen bzw. in Richtung Zehen.
- Lassen Sie in Ihrer Vorstellung einen angenehmen Spannungsbogen entstehen, der etwas oberhalb des Scheitels beginnt und unterhalb des Steißbeins endet. Bleiben Sie einige tiefe Atemzüge in dieser Haltung, entspannen Sie den Beckenboden und wiederholen Sie Anspannung und Entspannung mehrmals.

8. Yoga Asana

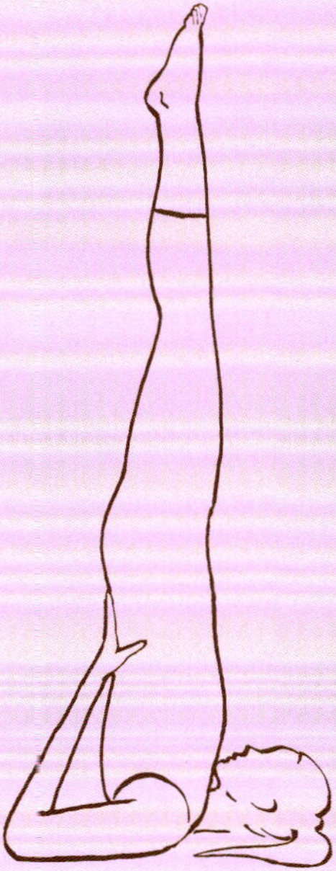

Ich habe einen eigenen Standpunkt
und bin gleichzeitig neugierig und offen.

Schulterstand

- Legen Sie sich auf den Rücken, der Nacken ist gestreckt, die Arme liegen neben dem Körper.
- Winkeln Sie mit dem Ausatmen die Beine an und bringen Sie die Knie dann mit etwas Schwung über den Kopf.
- Stützen Sie den unteren Rücken mit den Händen ab. Ziehen Sie die Schultern nach unten (weg von den Ohren) und bringen Sie die Schulterblätter so weit wie möglich zusammen.
- Strecken Sie die Beine nach oben und richten Sie den Rücken dabei so gerade wie möglich auf.
- Aktivieren Sie Beckenboden- und Gesäßmuskulatur, dadurch wird der Rücken noch etwas mehr gestreckt, und drücken Sie Ihr Brustbein nach vorne.
- Bleiben Sie einige Atemzüge in dieser Stellung. Dann winkeln Sie ausatmend die Beine an, entspannen die Beckenbodenmuskulatur und rollen langsam Wirbel für Wirbel wieder ab.

Entspannung: Setzen Sie sich kurz auf und legen Sie den Kopf auf die angewinkelten Knie.

Nicht zu empfehlen bei hohem Blutdruck, bei hohem Augendruck sowie bei Bandscheibenproblemen der Halswirbelsäule.

4. Übung im Liegen

Gedehntes Dreieck

- Legen Sie sich auf den Rücken und stellen Sie die Beine auf. Machen Sie den Rücken lang, der Nacken ist gestreckt, der Blick nach oben gerichtet.
- Winkeln Sie die Beine an, die Füße sind nahe am Körper.
- Lassen Sie die Knie locker auseinander fallen (zur Erleichterung können Sie unter jedes Knie ein kleines Kissen legen) und legen Sie die Fußsohlen aneinander. Die Hände liegen auf den Oberschenkeln oder Knien.
- Drücken Sie einatmend die rechte Ferse gegen die linke und aktivieren Sie die rechte Seite der Beckenbodenmuskulatur. Der rechte Sitzhöcker bewegt sich dabei zur Mitte hin. Die Spannung kurz halten und mit dem Ausatmen lösen.
- Wiederholen Sie Anspannung und Entspannung mehrmals, dann wechseln Sie zur anderen Seite.
- Die Übung mehrmals mit beiden Fersen durchführen. Der untere Rücken wird dabei gedehnt, das Schambein leicht bauchwärts gekippt und das Steißbein kommt etwas nach vorne.

Entspannung: Die Beine wieder ausstrecken, die Hände auf den Unterbauch legen und nachspüren.

Nicht zu empfehlen bei akuten Ischiasbeschwerden.

4. Übung im Liegen

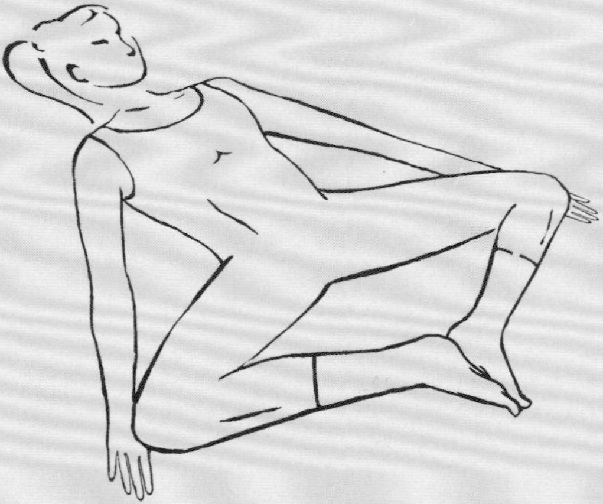

Ich nehme die Kraft der Erde auf
und lenke sie in meinen Körper.

Pflug

- Legen Sie sich auf den Rücken, der Nacken ist gestreckt, das Kinn ist leicht zur Brust gebeugt und die Arme liegen neben dem Körper.
- Ziehen Sie die Knie zur Brust heran und kommen Sie mit einem leichten Schwung nach oben, bis sich die Knie über dem Kopf befinden. Sie können dabei den Rücken mit den Händen abstützen.
- Strecken Sie die Beine nach hinten durch und stellen Sie die Füße hinter dem Kopf auf. Wenn Ihnen das schwer fällt, können Sie die Füße auf einem Hocker oder Ähnlichem ablegen.
- Legen Sie die Arme neben den Körper und ziehen Sie die Schultern weg von den Ohren.
- Aktivieren Sie Ihren Beckenboden, drücken Sie das Steißbein nach oben und schieben Sie die Fersen kräftig vom Körper weg, so dass ein Zug von den Sitzhöckern bis zu den Fersen entsteht.
- Bleiben Sie mehrere Atemzüge in dieser Haltung, winkeln Sie dann die Beine wieder an und rollen Sie langsam Wirbel für Wirbel zurück.

Entspannung: Knie anziehen, mit den Armen umfassen und locker nach links und rechts rollen.

4. Yoga Asana

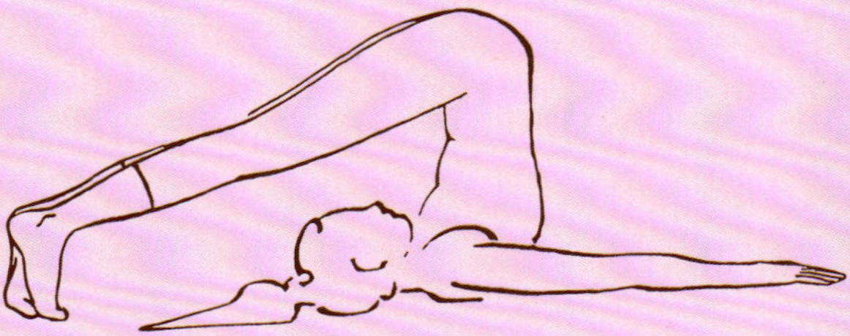

Ich nehme die Herausforderungen des Lebens an.

Hilfe bei Beckenbodenproblemen

Hinweise zum Übungsprogramm

- Bauen Sie so oft wie möglich Beckenbodenübungen in den Alltag ein. Achten Sie darauf, dass die Füße parallel stehen, die Knie entspannt sind und der Rücken gerade aufgerichtet ist. Stellen Sie sich vor, Ihr Scheitel wird von einer unsichtbaren Schnur nach oben gezogen.
- Arbeiten Sie mit inneren Vorstellungsbildern. Stellen Sie sich Ihren Beckenboden stabil und tragfähig vor und verändern Sie Ihr Problem in Ihrer Vorstellung. Sie können sich all das, was Sie sich bezüglich Ihrer Gesundheit wünschen, so genau wie möglich vorstellen.
- Achten Sie immer mehr darauf, dass Sie die Beckenbodenmuskulatur so isoliert wie möglich anspannen und entspannen können, ohne dass Gesäß- und Oberschenkelmuskulatur stark beteiligt sind.
- Lassen Sie sich nicht entmutigen, wenn Sie keinen schnellen Erfolg sehen! Langfristig wird Ihr Körper es Ihnen danken.

Hilfe bei Beckenbodenproblemen

Was Sie unterstützend tun können

- Achten Sie darauf, dass Sie Ihre Blase regelmäßig entleeren, auch wenn es Ihnen manchmal lästig ist.
- Schränken Sie Reizstoffe wie Alkohol oder Kaffee ein.
- Bevorzugen Sie eine ausgewogene Ernährung mit viel Getreide und Vitalstoffen.
- Achten Sie auf ausreichende Versorgung mit Vitaminen und Mineralien. Sie sind für eine gut funktionierende Muskulatur und auch für das Binde- und Stützgewebe von großer Bedeutung.
- Besonders wichtig sind Vitamin A, B_1, C und E sowie Pantothensäure, Kalium, Kalzium und Magnesium.
- Verzichten Sie weitgehend auf raffinierten Zucker; er gehört zu den großen Vitamin- und Mineralstoffräubern.
- Bauen Sie Körperübungen und Sport in Ihren Tagesplan ein, auch und gerade wenn das Leben stressig wird.
- Achten Sie auf Ihre Körperhaltung, vor allem wenn Sie hohe Schuhe tragen.
- Vermeiden Sie kalte Füße.

4. Übung im Sitzen

Beckenbodengrätsche im Sitzen

- Setzen Sie sich mit geradem Rücken und gestreckten Beinen auf den Boden.
- Grätschen Sie die Beine, die Zehen zeigen dabei zum Körper, der Rücken bleibt gerade, der Blick ist nach vorne gerichtet.
- Breiten Sie die Arme aus und kommen Sie mit geradem Rücken so weit wie möglich nach vorne und unten, bis Sie die Zehen oder Knöchel fassen können.
- Dehnen Sie das Brustbein nach vorne, aktivieren Sie beim Einatmen die Beckenbodenmuskulatur und lassen Sie Sitzhöcker und Steißbein nach hinten streben.
- Beim Ausatmen entspannen Sie die Muskulatur, beim Einatmen aktivieren Sie sie wieder und dehnen etwas weiter nach unten.
- Mehrmals wiederholen, dann loslassen und langsam aufrichten.

Entspannung: Legen Sie sich auf den Rücken, ziehen Sie die Knie zur Brust – die Beine bleiben dabei gespreizt – und rollen Sie ein paar Mal zu beiden Seiten.

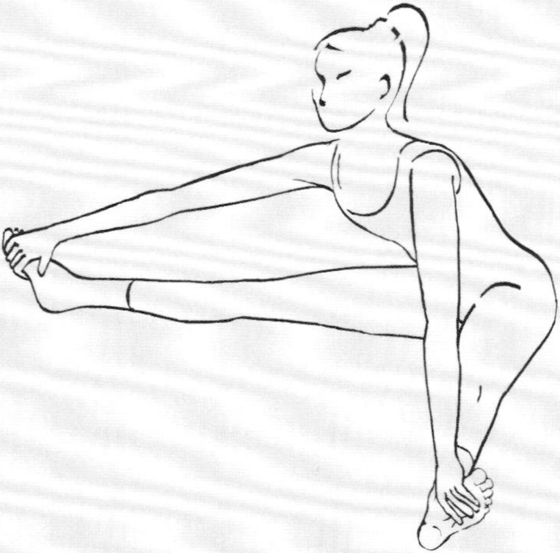

Ich spüre die Energie in meinem ganzen Körper.

Beckenboden-Bewusstsein im Alltag

Entspannung für den Beckenboden

- Legen Sie sich auf den Rücken, wenn möglich mit einem Kissen oder einer Rolle unter den Knien.
- Atmen Sie länger aus, als Sie einatmen, und lassen Sie dabei Ihren Körper entspannt und gelöst in die Unterlage einsinken.
- Beginnen Sie mit der Entspannung bei den Füßen. Wiederholen Sie mehrmals: Meine Füße sind ganz entspannt, meine Beine sind ganz entspannt, mein Rücken ist ganz entspannt, mein Kopf ist ganz entspannt.
- Am Ende nehmen Sie sich ein paar Atemzüge Zeit für Ihren Beckenboden.
- Mit jedem Ausatmen entspannen Sie die Muskulatur tiefer und tiefer. Spüren Sie, wie sich die Entspannung im ganzen Becken ausbreitet.
- Mit einer vertieften Einatmung und ausgiebigem Strecken und Dehnen kommen Sie zurück.

Beckenboden-Bewusstsein im Alltag

Übungen im Liegen

- Beginnen Sie bereits morgens im Bett damit, Ihren Körper aufzuwecken, indem Sie sich kräftig strecken und dehnen und die Beine kurz nach oben ausschütteln.
- Stellen Sie die Beine auf und drücken Sie mit den Fersen in die Unterlage. Aktivieren Sie mit dem Einatmen einige Male Ihren Beckenboden und entspannen Sie die Muskeln mit dem Ausatmen. Steißbein und Schambein ziehen Sie dabei Richtung Fersen, der Rücken wird ganz lang.

Übungen in Verbindung mit anderen Körperübungen oder Sport

- Beckenbodenübungen können Sie sehr gut mit allen anderen Körperübungen verbinden. Achten Sie beim Üben darauf, die Beckenbodenmuskeln anzuspannen.
- Besonders bei sportlichen Aktivitäten ist es wichtig, auf diese sensiblen Muskeln in der Körpermitte zu achten.
- Laufen Sie zum Beispiel beim Joggen fünf Minuten ganz bewusst mit aktiviertem Beckenboden. Ebenso werden Sie beim Brustschwimmen feststellen, dass ein aktivierter Beckenboden Ihnen kraftvollere Schwimmstöße ermöglicht.

Dynamischer Fersensitz

- Knien Sie sich auf den Boden und lassen Sie die Fersen auseinander fallen, so dass die Füße eine Art Schale bilden.
- Setzen Sie sich auf Ihre Füße, richten Sie den Rücken gerade auf, blicken Sie geradeaus und legen Sie die Hände auf die Oberschenkel.
- Aktivieren Sie Ihren Beckenboden, indem Sie die Sitzhöcker zueinander ziehen, das Schambein bauchwärts und das Steißbein ein wenig nach vorne ziehen.
- Kommen Sie mit angespanntem Beckenboden und geradem Rücken mit dem Einatmen langsam nach oben bis in den Kniestand.
- Atem kurz anhalten, dann mit dem Ausatmen die Muskelspannung lösen und kurz nachspüren.
- Mit dem nächsten Einatmen Muskulatur wieder anspannen und langsam zurück auf die Fersen setzen. Ausatmend die Beckenbodenmuskeln entspannen.
- Die Übung mehrmals wiederholen.

Entspannung: Legen Sie sich auf den Rücken, ziehen Sie die Knie an die Brust und rollen Sie sanft nach rechts und links.

8. Übung im Stehen und Knien

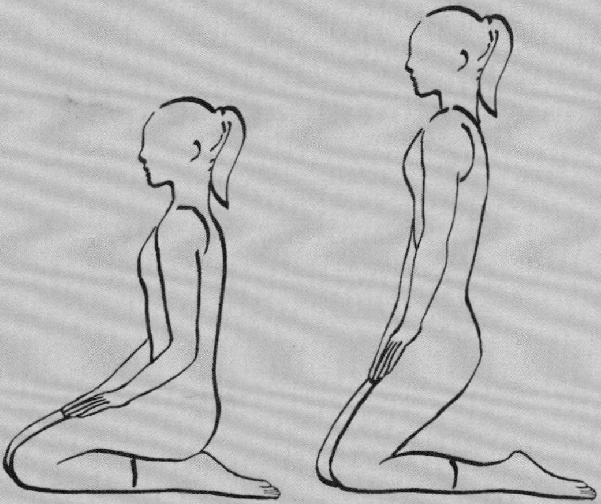

Kraftvoll begegne ich dem Leben.

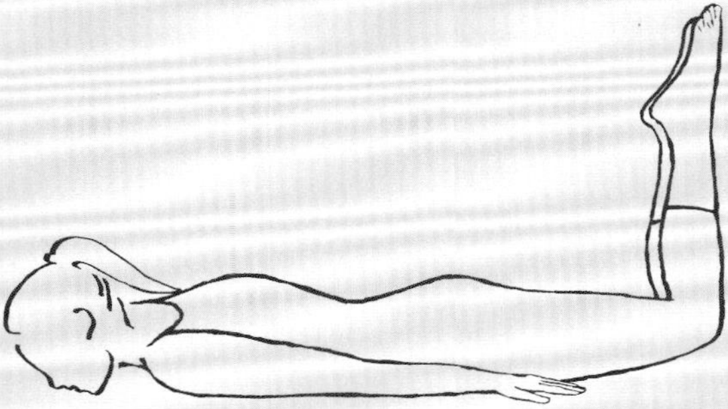

Aus der Kraft der Mitte gestalte ich mein Leben.

3. Übung im Liegen

Aktive Bauchlage

- Legen Sie sich in Bauchlage auf den Boden. (Um die Lendenwirbelsäule zu entlasten, können Sie ein kleines Kissen oder ein zusammengefaltetes Handtuch unter den Bauch legen.) Füße und Beine sind nebeneinander, das Kinn ist auf dem Boden abgestützt, die Arme liegen mit den Handflächen nach unten neben dem Körper.
- Winkeln Sie die Beine an, die Zehen zeigen zur Decke.
- Spannen Sie mit dem Einatmen die Beckenbodenmuskulatur an, die Sitzknochen kommen zueinander.
- Halten Sie die Anspannung ein paar Atemzüge lang, die Unterschenkel heben sich dabei ein paar Zentimeter vom Boden ab.
- Lassen Sie mit dem Ausatmen die Spannung los und spüren Sie nach, bevor Sie die Übung noch einige Male wiederholen.

Entspannung: Heben Sie den Kopf mit beiden Händen etwas vom Boden ab und bewegen Sie ihn sanft zu beiden Seiten.

Nicht zu empfehlen während der Schwangerschaft und bei akuten Beschwerden im unteren Rückenbereich.

5. Übung im Sitzen

Rückenstärkende Grätsche

- Setzen Sie sich mit gestreckten Beinen auf den Boden, die Zehen zeigen zum Körper.
- Stützen Sie die Hände hinter dem Körper ab, der Rücken bleibt dabei ganz gerade, der Blick ist nach vorne gerichtet.
- Heben Sie das Brustbein etwas nach oben, um die Brustwirbelsäule noch etwas mehr zu dehnen.
- Aktivieren Sie abwechselnd die rechte und linke Seite der Beckenbodenmuskulatur, der jeweilige Sitzhöcker strebt dabei etwas nach hinten, die Ferse drückt nach vorne, so dass das jeweilige Bein ganz lang wird.
- Halten Sie die Spannung einige Atemzüge lang, locker lassen und wiederholen.
- Zur anderen Seite wechseln.

Entspannung: Die Beine kräftig durchschütteln. Die Fußspitzen abwechselnd ausstrecken und anziehen.

5.

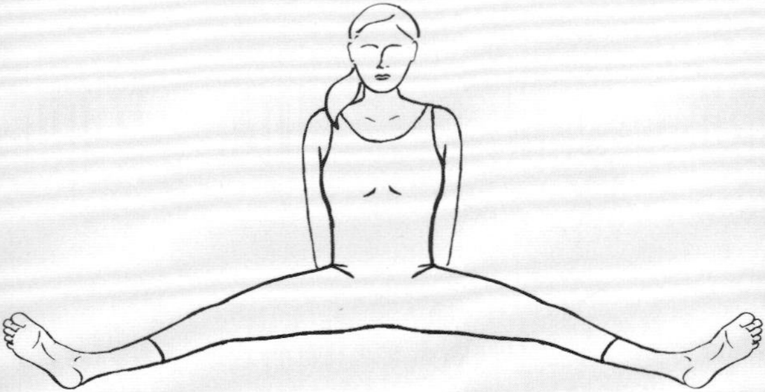

Kraft in meine Wirbelsäule.

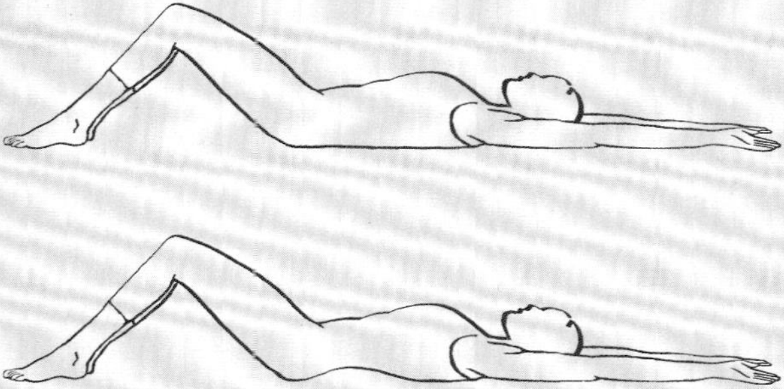

Ich genieße die Hingabe an mich selbst.

7. Übung im Liegen

Beckenkippen in Rückenlage

- Legen Sie sich auf den Rücken und stellen Sie die Beine auf. Die Arme können neben dem Körper liegen oder nach hinten gestreckt werden. Achten Sie darauf, dass der Nacken während der Übung gestreckt bleibt.
- Atmen Sie ein und kommen Sie in ein leichtes Hohlkreuz, indem Sie das Schambein in Richtung Boden kippen.
- Aktivieren Sie dabei Ihren Beckenboden.
  Die Sitzhöcker kommen zueinander.
- Kippen Sie gleichzeitig das Schambein ein wenig Richtung Bauch und lassen Sie dabei den unteren Rücken lang werden.
- Entspannen Sie mit dem Ausatmen und kommen Sie in die Ausgangsposition zurück.
- Wiederholen Sie diese Übung einige Male.

Entspannung: Beine aufstellen, Hände auf den Bauch legen und tief in den Bauch hineinatmen.

7. Übung im Sitzen

Aktiver Sitz

- Setzen Sie sich aufrecht auf einen Hocker, auf den Sie eine zusammengerollte Decke oder ein Kissen gelegt haben. Drücken Sie mit dem Einatmen beide Fersen in die Unterlage und „verwurzeln“ Sie sich fest im Boden, mit dem Ausatmen entspannen Sie. Dies wiederholen Sie mehrmals.
- Aktivieren Sie nun mit dem Einatmen die rechte Seite Ihres Beckenbodens. Drücken Sie dazu die rechte Ferse kräftig in den Boden und ziehen Sie den rechten Sitzknochen zur Mitte gegen die zusammengerollte Decke. Mit dem Ausatmen entspannen Sie die Muskeln wieder.
- Wiederholen Sie die Übung mehrmals, bevor Sie zur anderen Seite wechseln.
- Danach aktivieren Sie beide Seiten der Beckenbodenmuskulatur. Drücken Sie dazu beide Fersen fest in den Boden, ziehen beide Sitzknochen zur Mitte hin gegen die zusammengerollte Decke und halten die Spannung einige Atemzüge.
- Lassen Sie die Spannung los und spüren Sie nach.
- Die Übung mehrmals wiederholen.

Entspannung: Lassen Sie den Oberkörper nach vorne fallen, Oberkörper, Arme und Kopf sind ganz locker.

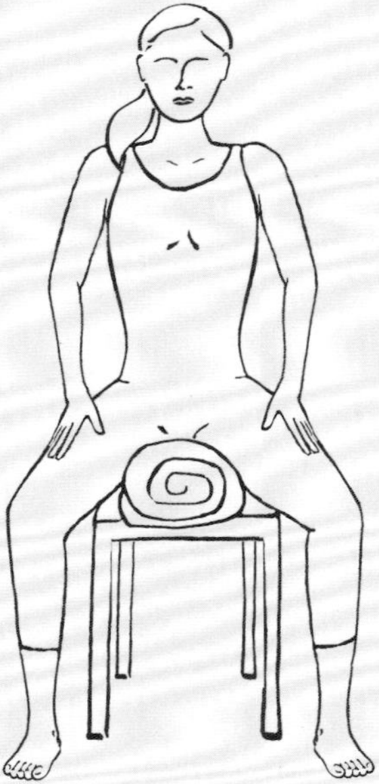

Ich bin zentriert in meiner Mitte.

6. Übung im Sitzen

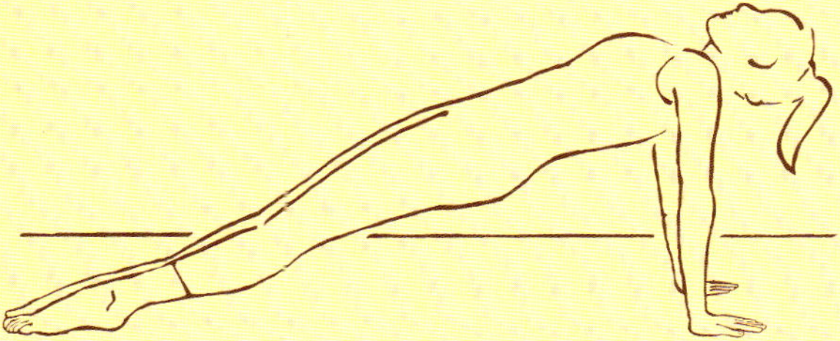

Ich bin mutig.

6. Übung im Sitzen

Schiefe Ebene

- Setzen Sie sich mit ausgestreckten Beinen auf den Boden und stützen Sie sich mit den Händen (Fingerspitzen zum Körper oder nach hinten) oder Fäusten hinter dem Rücken ab.
- Atmen Sie ein, spannen Sie Oberschenkelmuskeln an und aktivieren Sie Ihren Beckenboden.
- Heben Sie den Körper vom Boden ab, so dass er von den Füßen bis zum Kopf eine gerade Linie bildet. Der Kopf bleibt in Verlängerung der Wirbelsäule, der Nacken ist gestreckt.
- Halten Sie die Spannung mehrere Atemzüge lang, dann senken Sie mit dem Ausatmen den Körper langsam wieder ab.
- Legen Sie eine kleine Pause ein, in der Sie sich die Übung vorstellen, bevor Sie sie noch zweimal wiederholen.

Entspannung: Legen Sie sich auf den Rücken, stellen Sie die Beine auf und lassen Sie für ein paar Atemzüge lang locker die Knie nach außen fallen, atmen Sie dabei tief in den Bauch hinein.

3. Übung im Sitzen

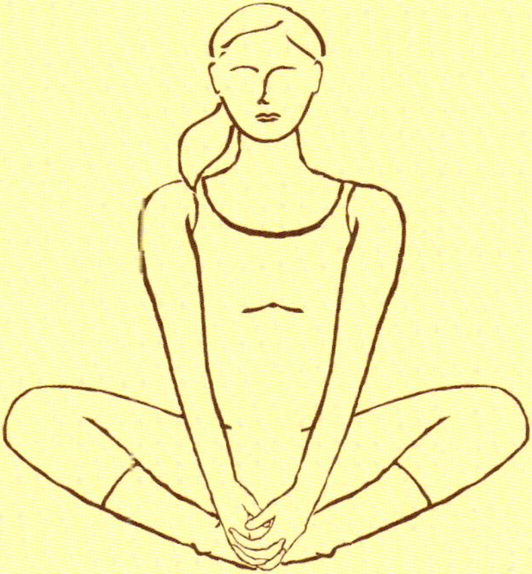

Ein beweglicher und stabiler Beckenboden bringt mir Lebendigkeit und Lebensfreude.

3. Übung im Sitzen

Schmetterling

- Legen Sie sich mit gestreckten Beinen auf den Rücken. Reiben Sie kurz Ihre Leisten mit beiden Händen, bis sie sich warm und entspannt anfühlen.
- Setzen Sie sich mit angewinkelten Beinen auf. Legen Sie die Fußsohlen aneinander und lassen Sie die Knie locker nach außen fallen. Wenn die Spannung zu groß ist, legen Sie Kissen unter die Knie.
- Umfassen Sie beide Füße mit den Händen und richten Sie den Rücken auf. Der Blick ist nach vorne gerichtet.
- Aktivieren Sie mit dem Einatmen Ihre Beckenbodenmuskulatur und richten Sie Ihren Rücken ganz gerade auf.
- Drücken Sie beide Fersen fest gegeneinander und nehmen Sie dabei die Bewegung in den Sitzhöckern wahr. Ausatmend entspannen und mehrmals wiederholen.
- Sie können abschließend die Knie locker nach oben und unten wippen (wie Schmetterlingsflügel).

Entspannung: Strecken Sie die Beine aus und schütteln Sie die Knie locker durch.

Nicht zu empfehlen bei akuten Ischiasbeschwerden.